图解国医绝学丛书

刺血

疗法

治百病

总主编 郭长青

主 编 郭长青 郭 妍 赵瑞利

U0297324

中国医药科技出版社

内 容 提 要

本书由北京中医药大学针灸推拿学院专家团队精心打造，作者首先简要介绍了刺血疗法的起源与发展、取穴特点、配穴方法、针具针法、适应证和禁忌证，随后详细介绍了刺血疗法在内、外、妇、儿、骨科及五官科疾病中的应用，对书中涉及的穴位均配以人体穴位图和刺血治疗图。全书图文并茂，实用性强，是广大中医爱好者、中医从业者的必备参考书。

图书在版编目（CIP）数据

刺血疗法治百病 / 郭长青，郭妍，赵瑞利主编 . — 北京：中国医药科技出版社，2017.3

（图解国医绝学丛书）

ISBN 978-7-5067-8905-9

Ⅰ . ①刺…　Ⅱ . ①郭…　②郭…　③赵…　Ⅲ . ①放血疗法（中医）　Ⅳ . ① R245.31

中国版本图书馆 CIP 数据核字（2016）第 306487 号

美术编辑　陈君杞
版式设计　锋尚设计

出版　中国医药科技出版社
地址　北京市海淀区文慧园北路甲 22 号
邮编　100082
电话　发行：010-62227427　邮购：010-62236938
网址　www.cmstp.com
规格　880×1230mm　$^{1}/_{32}$
印张　$8^{3}/_{8}$
字数　186 千字
版次　2017 年 3 月第 1 版
印次　2023 年 9 月第 3 次印刷
印刷　三河市航远印刷有限公司
经销　全国各地新华书店
书号　ISBN 978-7-5067-8905-9
定价　35.00 元

编委会

主　编

　　郭长青　郭　妍　赵瑞利

副主编

　　刘乃刚　韩森宁　张　伟

编　委（按姓氏笔画排序）

　　马　田　刘福水　安　娜　杜宁宇
　　芦　娟　李忠龙　陈　晨　胡　波
　　徐　菁　梁靖蓉

前言

刺血疗法是在中医学基本理论指导下，通过放血祛除邪气而达到和调气血、平衡阴阳和恢复正气目的的一种有效治疗方法，适用于"病在血络"的各类疾病。刺血方法主要有络刺、赞刺及豹文刺法，后世又有发展。现代临床刺血，都应在常规消毒后进行，手法宜轻、浅、快、准，深度以0.1~0.2寸为宜。一般出血量以数滴至数毫升为宜，但也有多至30~60ml者。刺血疗法是中医学的重要组成部分，是我国人民长期同疾病做斗争的临床经验总结。千百年来，刺血疗法不仅是中医的重要治疗方法，也是藏医和蒙医等少数名族医学的重要治疗方法。同时在世界其他各国，如埃及、印度、罗马、西班牙、法国、德国、希腊等国均有悠久的历史，应用也很广泛。近年来，西方各国仍在应用，美国用此法治病每年达数万人次，并已证明对不少疾病具有独特的疗效。刺血疗法在长期的医疗实践中不断发展，以独特的治病方法为世界各族人民的健康做出了重要的贡献。

刺血疗法历史悠久，其起源可追溯到史前文化时期。远在石器时期，古人在生产、生活实践中，由于环境和劳动条件恶劣，身体常常会被尖石和荆棘碰撞，有时甚至被碰伤出血。但有时在碰撞及流血后，却因此而使其某些原有的病痛减轻或消失(如一些经久不愈的头痛、筋骨酸痛等)，这样便有了最古老的朴素的放血疗法经验，应运而生便有了最原始的石制医疗工具——砭石，《说文》："砭，以石刺病也"。

随着生产力的发展和人类社会的进步，到先秦两汉时期，出现了金属针具，这为刺血疗法的进一步发展铺平了道路。早在两千多年前的中医经典著作《黄帝内经》就对刺血疗法的治疗原则、诊断、适应证、禁忌证、取穴及操作手法等有了系统详细的论述，奠定了刺血疗法的理论基础。如《素问·血气形志篇》说："凡治病必先去其血。"《灵枢·九针十二原》篇中还提出了"宛陈则除之"的治疗原则。《灵枢·官针》中"络刺""赞刺""豹文刺"等刺法，虽针具、方法不尽相同，但都属于刺络放血疗法的范畴。

《黄帝内经》以后，金代著名医家张从正进一步发展了刺血疗法，取得了较大的成就。他说："出血之与发汗，名虽异而实同。"认为泄血除热，攻邪最捷。张氏刺络泄血的学说，是继承《灵枢·九针十二原》"宛陈则除之"的治则发展而来的，同时又有创新和发展，极大地推动了刺血疗法的发展。

随着社会的发展和人们健康观念的转变，刺血疗法作为一种安全、有效、绿色、无毒副作用的自然疗法，日益得到临床医生和患者的重视，刺血疗法在临床各科得到了广泛的推广和运用，其适应证不断扩大。

因此，为了进一步推广刺血疗法，使其走进千家万户，我们组织有关学者，在参阅了大量关于中医、藏医和蒙医放血疗法的文献书籍和报纸杂志基础上，结合本人的临床经验，按照吸取精华、常用、实用、通用的原则，认真编写了本书。本书的最大特点就是通俗易懂、图文并茂。对于书中涉及的针刺穴位我们均匹配了清晰的真人操作图，配合书中简单通俗的语言说明，读者可轻松掌握书中介绍的刺血治疗方法。我们希望本书的出版能对刺血疗法的推广应用起到积极的促进作用。

编者
2016年10月

目录

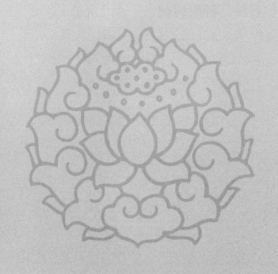

第一章

认识刺血疗法

起源及发展

　　传统的针刺放血疗法，古代称为"刺络""启脉"，是中医学中一种独特的针刺外治疗法，广泛流传于民间。

　　刺血疗法历史悠久，其起源可追溯到史前文化时期，其形成和发展经历了一个漫长的过程。远在石器时期，古人在生产、生活实践中，由于环境和劳动条件恶劣，身体常常会被尖石和荆棘碰撞，有时甚至被碰伤出血。但有时在碰撞及流血后，却因此使某些原有的病痛减轻或消失（如一些经久不愈的头痛、筋骨酸痛等）。显然，这种出于偶然的经验，最初不可能引起人们的重视，然而在若干年、若干次的相似经历不断重现时，这种源于实践的经验，就会促使人们注意到身体的某些部位，通过人为的刺激或使之出血，可以收到医治疾病的效果，这样便有了最古老的朴素的放血疗法经验，应运而生便有了最原始的石制医疗工具——砭石，《说文》："砭，以石刺病也"。

　　新石器时期，人们还学会了用动物骨骼和竹子，做成像石针一样的针具来治疗疾病。到了仰韶时期，黄河流域发展了彩陶文化。陶器的出现，使人们有可能利用破碎的陶片代替砭石，进行刺血等医疗活动。

　　随着生产力的发展和人类社会的进步，到先秦两汉时期，科学文化已比较发达，在砭石的基础上，针具的制造渐趋精巧，出现了金属针具。《内经》中称作"九针"。在大量医疗实践的基础上，古代医家不断总结经验，产生了针刺放血疗法的理论。早在两千多年前，中医经典著作《黄帝内经》就对刺络放血非常重视，书中对放血疗法的原则、瘀血阻络的诊断、适应证、取穴及操作手法都进行了详细的论述。如《素问·血气形志篇》说："凡治病必先去其血。"《灵枢·小针解》篇中还提出了"凡用针者，虚则实之，满则泄之，宛陈则除之……"的治疗原则。《灵枢·官针》中"络刺""赞刺""豹文刺"等刺法，虽针具、方法不尽相同，但都属于刺络放血疗法的范畴。《灵枢·血络论》还进一步阐明刺血法的应用范围，如血脉"盛坚横以赤""小者如针""大者如筋"等，并指出有明显瘀血现象的才能"泻之万全"。总之，《黄帝内经》中记载了许多刺络的适应证和禁忌证。据统计，明确指出刺血疗法的论述就有40多篇，从而形成了经络与气血学说的理论体系，奠定了刺血疗法的理论基础。

《黄帝内经》以后，历代医家不断摸索、总结并掌握了针刺放血的许多方法。据《史记·扁鹊仓公列传》记载，扁鹊与弟子过虢国，治疗犹太子尸厥症时，令其弟子子阳"砺针砥石"，在太子头顶百会穴处针刺出血，太子即醒。汉代名医华佗曾用针刺出血治愈了曹操的"头风眩"。《新唐书·则天武皇后传》记载唐代侍医张文仲、秦鸣鹤，用针刺百会及脑户出血治愈了唐高宗李治的风眩、目不能视症。宋代名医娄全善，曾治一男子喉痹，于太溪穴刺出黑血半盏而愈。刺络放血，虽在《内经》里就有大量论述，唐宋以前也有不少关于放血治病的记载与传说，但直到金元时代，针刺放血才正式发展成为流派，趋于成熟。

金元四大家之一的刘完素非常重视放血泄热、驱邪。他在"药略"中说："大烦热，昼夜不息，刺十指间出血，谓之八关大刺。"可以看出这是一种出血泻热、治实热证的方法。又如他治疮疡以"砭射之""石而泄之"；治太阳中风刺至阴出血；刺热无度不可止，于陷谷放血；治腰痛不可忍，刺委中、昆仑放血；刺百节疼痛，刺绝骨出血；治金丝疮（即红丝疔），"于疮头截经而刺之，以出血……"等。

攻下派代表人物、金代著名医家张从正师承刘完素放血之术，进一步发展了此法，取得了较大的成就。不少疑难危证，张氏常用刺络泄血而取效，他说："出血之与发汗，名虽异而实同"。认为泄血除热，攻邪最捷。张氏刺络泄血的学说，是继承《灵枢·小针解》"宛陈则除之"的治则发展而来的。他认为气血宜辨多少，泻络当重"三多"。指出"治病当先识其经络""血出者宜太阳、阳明，盖此二经血多故也。少阳一经不宜出血，血少故也"。张氏审证精详，胆识过人，在针灸临床实践中，形成了自己独特的泻络"三多"风格，即运用铍针多、放血部位多、出血量多。铍针又名铰针，形如剑锋，刺激体表，创伤面较大，出血较多，张氏放血部位之多很惊人，多者竟达百针以上，如治背疽，"以铍针绕疽晕，刺救百针"；治湿癣，"于癣上各刺百余针"。除了在病变部位上多点刺放血外，还用多穴位放血，如对目疾实热、红肿赤痛者，必刺神庭、上星、囟会、前顶、百会五穴放血。张氏放血量多，有的以升斗计数，有的则以杯盏作计量单位，如"出血二杯""血出约一盏"等。其放血量之多，远非现今之数滴者所可比拟。张氏娴于刺络放血，胆大却又不滥用，在施术时有明确的禁忌证，他认为刺络放血法主要是用于各种实热火证。而虚寒证则不宜使用，如他说："雀目不能夜视及内障，暴怒大忧之所致也，皆肝主目，血少，禁出血"。除此之外，张氏还指出在出血之后，应忌"兔、鸡、猪、狗、酒、醋、湿面、动风生冷等物及忧忿劳力等事"的具体禁忌。

元代医家王国瑞在其《扁鹊神应针灸玉龙经》中指出针刺太阳出血可以治疗"眼目暴赤肿痛，眼实红"；针刺委中出血可以治疗"浑身发黄""风毒瘾疹，遍身瘙痒，抓破成疮""视物不明"等疾病。

明代著名医家薛己无论对针刺法或灸嚔法，均有自己较为成熟的见解，其中针刺法多用于外科急证，且以破脓放血的攻破法为主，通过泻邪的作用达到治疗效果。

历代医家选用的放血工具不尽相同，如李东垣用三棱针，张从正多用铍针，薛己则用细瓷片。薛氏《保婴撮要》十一卷云："砭法……用细瓷器击碎；取用锋芒者，以箸头劈开夹之，用线缚定，两指轻撮箸头，稍定，令磁芒对聚血处，再用等一根，频击刺出毒血……"。清代郭又陶乃用银针，其著《痧胀玉衡》谓治痧甚效，并认为银针无毒。

至于世界其他各国，放血疗法应用也很广泛，如埃及、印度、罗马、西班牙、法国、德国、希腊等国均有悠久的放血疗法历史。近年来，西方各国仍在应用，美国用此法治病每年达数万人次，并已证明对不少疾病具有独特的疗效。

社会的变革直接影响着医学的发展，在封建社会，出于儒家思想渗入医学领域，宣扬"身体发肤受之父母，不敢毁伤，孝之始也"的谬论，加之刺络术比针灸较难掌握，因此阻碍了针刺放血疗法的发展。到了清代，日趋衰落，清朝太医院曾明令撤销针灸科。国民党反动统治时期，崇洋媚外之风盛行，中医学更遭到践踏，奄奄一息，几被消灭。自新中国成立后，刺血疗法才被医学界所重视，并得到了较大发展。近30年来，刺血疗法的适应证不断扩大，临床疗效不断提高。同时，对一些疑难杂症，运用刺血疗法也取得了较好的效果。

我们相信，随着现代医学科学技术的不断进步，刺血疗法在挖掘、整理和总结提高过程中，通过民间和医界同仁的共同努力，结合和借鉴现代科学技术，必将会得到更大的发展和提高，使之在医疗保健事业中发挥它应有的作用。

理论依据及基本原则

一、刺血疗法的理论依据

"病在血络"是刺血疗法的主要理论依据。

《素问·皮部论》指出："百病之始生也，必生于毫毛……邪客于皮则腠理开，开则邪入客于络脉，络脉满者注入经脉，经脉满者入舍于腑脏也。"指出络脉是外邪由皮毛腠理内传经脉脏腑的途径。此外，络脉亦是脏腑之间及脏腑与体表组织之间病变相互影响的途径。正是由于络脉在发病与病机传变过程中都处于中间环节的地位，当病邪侵袭人体或脏腑功能失调而致气血郁滞时，络脉本身也会出现相应的瘀血观象。因此，针对"病在血络"这一重要环节而直接于络脉施用刺血法，则能迅速达到祛除邪气，调整和恢复脏腑气血功能的目的。《素问·调经论》指出："刺留血奈何？……视其血络，刺出其血，无令恶血得入于经，以成其疾"；又说："病在脉，调之血；病在血，调之络"。《灵枢·脉度》指出："经脉为里，支而横者为络，络之别者为孙，盛而血者疾诛之。"这里的"调之""诛之"，皆因病在血络，故刺其络脉而愈疾。

临床上，"病在血络"信而有征：一方面则从络脉瘀血的形状上来观察，如《灵枢·血络论》指出："血脉者，盛坚横以赤，上下无常处，小者如针，大者如筋，则而泻之万全也"。《灵枢·经脉》指出："刺诸络脉者，必刺其结上甚血者。虽无结，急取之，以泻其邪而出血。急性腰扭伤、霍乱吐泻、血瘀性头痛等疾病，委中、尺泽、太阳等穴处常出现这种怒张的暗紫色血络，这些都是刺血的指征。另一方面可从络脉瘀血后颜色的变化来观察，如《灵枢·经脉》指出："凡诊络脉，脉色青则寒且痛，赤则有热。胃中寒，手鱼之络多青矣；胃中有热，鱼际络赤；其暴黑者留久痹也；其有赤、有黑、有青者，寒热气也；其青短者，少气也"。明确指出了通过血络的望诊，可以判断疾病的寒热虚实属性和所累及的脏腑。

二、刺血疗法的基本原则

祛除病邪，使邪去正安，是刺血所遵循的基本原则。因此，这一治疗方法尤其适用于以邪实为主要矛盾而正气未衰的实证。刺血祛邪属于"泻法"，但不同邪气、不同病位，宜区别对待。

1. 血实宜决之

《素问·阴阳应象大论》指出："血实宜决之。"张景岳注："决，为泄去其血也。"《素问·调经论》指出："血有余，则泻其盛经，出其血。"《素问·病能》指出："气盛血聚者，宜石而泻之。"《难经·二十八难》指出："邪气蓄则肿热，砭射之。"这些论述，均认为不同病因所致的血实有余证，宜刺血治疗。现代以刺血治疗高热、神昏、癫狂，另外丹毒、喉痹及疮疖痈肿等，也多用于血实有余之证。

2. 宛陈者除之

《灵枢·小针解》指出："宛陈则除之者，去血脉也。""宛陈"，指络脉中瘀结之血；"去血脉"，即指刺血以排除血脉中郁结已久的病邪，主要在瘀血病灶处施术。现代用刺血治疗某些头痛、目眩、腰腿痛以及各种急性扭挫伤，均能收到活血化瘀、疏通气血的作用，其疗效甚佳。

优势及作用

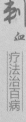

刺血疗法具有简、便、验、廉等特点和泄热解毒、通络止痛、活络消肿、启闭醒神、调气和营、祛风止痒等作用，故能历代相传，久用而不衰。

一、刺血疗法的优势

1. 适应证广

《内经》记载适宜刺血治疗的疾病有30余种，历代医家在此基础上又进一步扩大。根据古今医学文献记载和临床报道：凡内科、儿科、妇科、外伤科、皮肤科、眼科和耳鼻喉科等临床各科多种常见病和部分疑难病证都可治疗。

2. 奏效较快

在严格掌握刺血适应证的前提下，一般经单用刺血治疗即可迅速收到满意的疗效。尤其对各种原因引起的高热、昏迷、惊厥以及急性炎症、各类软组织损伤、某些食物中毒等属热、属实者，经刺血治疗后，都能在短期内减轻或控制住某些主要症状，甚至达到临床治愈的目的。

3. 操作简便

刺血疗法不需要复杂的医疗器械，简便易学，容易掌握。另外，刺血工具除可备用外，在某些应激情况下，还可就地选取一端锋利的陶瓷、玻璃碎片或金属锐器等，经严格消毒后使用。

刺血
疗法治百病

4. 安全可靠，副作用少

临床应用刺血疗法，只要按规程操作，一般比较安全，不会产生副作用。

5. 经济价廉

本疗法的最大特点是不花钱或少花钱就能治好病。既减轻了患者的经济负担，又节约了药材资源。

二、刺血疗法的作用

1. 泄热解毒

刺血疗法具有良好的泄热解毒作用，尤其适用于外感发热和各种阳盛发热。张景岳明确指出："三棱针出血，以泻诸阳热气。"徐灵胎亦认为刺血能使"邪气因血以泄，病乃无也"。此外，毒虫咬伤，亦可刺血泻毒，如《千金方》载："蜂蛇等众毒虫所蛰，以针刺蛰上血出"即可愈。因此，临床将刺血用于某些急性传染病及感染性疾病，简便效捷。

2. 通络止痛

针刺放血，最突出的作用是止痛。中医学认为："通则不痛，痛则不通。"意思是说，凡伴有疼痛病证的疾病，在其经脉中必有闭塞不通、气滞血瘀的地方。而针刺放血可直接迫血外出，疏通瘀滞，畅通经脉，故疼痛立止。临床用针刺放血治疗神经性头痛、腹痛、扭挫伤痛等痛证，都可起到良好的止痛效果。

3. 活络消肿

针刺放血之后，可以疏通经络，畅通气血，祛除瘀滞，舒筋活络而达到消肿、止痛、解毒等目的。因此临床广泛用于各种因气滞血瘀所致的疼痛，如跌打、软组织损伤引起的肢体肿胀、活动受限等病证。

4. 启闭醒神

对于热陷心包、痰火扰心、痰迷心窍以及暴怒伤肝、肝阳暴张所致的口噤握固、神昏谵语、不省人事及便闭不通等属于实证者，用刺血疗法可收到开窍启闭、醒神回厥作用。《素问·缪刺论》载有邪客六经络脉而成"尸厥"之证，皆以刺血为急救措施。临床用于昏迷、惊厥、狂痫及中暑等重危证的治疗，简便而有效。

5. 调气和营

凡因气血悖行、营卫逆乱而致的头痛、眩晕、胸闷胁痛、腹痛泄泻、失眠多梦等，皆可用刺血治疗，使营卫气血和调而获愈。

6. 祛风止痒

古人认为痒证是有风气存在于血脉中的表现，并有"治风先治血，血行风自灭"的治疗原则，针刺放血就是"理血调气"，疏通血脉，则"风气"无所存留，从而达到祛风止痒的功效。

取穴特点及配穴方法

一、刺血疗法的取穴特点

1. 用特定穴多

十四经穴中有一部分特定穴如肘膝关节以下有井、荥、输、原、经、合、络、郄穴；躯干有脏腑俞、募穴及各经交会穴等。这些穴位与脏腑经脉紧密相应，有着特殊功用，故为刺血所常用。但在具体主治上，又各有所侧重。

以五输穴为主。五输穴与脏腑经络关系极为密切，故取此类穴位常能收到奇效。《灵枢·顺气一日分为四时》云："病在脏者，取之井；病变于色者，取之荥；病时间时甚者，取之输；病变于音者，取之经；经满而血者，病在胃及以饮食不节得病者，取之合。"其后《难经·六十八难》又作了补充："井主心下满，荥主身热，输主体重节痛，经主喘咳寒热，合主逆气而泻。"近代临床上井穴多用于急救，如点刺十二井穴可抢救昏迷；荥穴主要用于治疗热证。

2. 用奇穴多

奇穴可用于刺血而治疗急证，早在唐代《千金方》中就有"刺舌下两边大脉，血出"治舌卒肿的记载，舌下两边大脉，即为金津、玉液2个奇穴。又如《针灸大成》载：用三棱针刺"太阳穴"治眼红肿及头痛，刺"十宣穴"治乳蛾等等。皆以奇穴刺血，多获奇效。

3. 用其他部位多

（1）血脉瘀阻处

是指瘀血明显的部位，刺之以去瘀滞之血。多取头面、舌下、腘窝、肘窝或位于穴周等处显露的静脉血管针刺出血。"厥头痛，头脉痛……视头动脉反盛者，刺尽去血"（《灵枢·厥病》）。

（2）病理反应点

是指脏腑病变在皮肤表面所呈现的反应点。如《针灸聚英》指出："偷针眼，视其背上有细红点如疮，以针刺破即瘥，实解太阳之郁热也。"

（3）病灶点

多取瘀血或疮毒疔肿局部刺血。如《疮疡全书》治丹毒，"三棱针刺毒上二三十针"，即为直接于病灶处刺血。

二、刺血疗法的配穴方法

临床上刺血疗法穴位配伍的方法多种多样，常用的有按经脉配穴法及按经验配穴法。

1. 按经脉配穴法

是以经脉或经脉相互联系为基础而进行穴位配伍的方法，主要包括本经配穴法、表里经配穴法。

（1）本经配穴法

当某一脏腑、经脉发生病变时，即选该脏腑、经脉的腧穴配成处方。如胃火循经上扰导致的牙痛，可在足阳明胃经上近取颊车，远取该经的荥穴内庭。

（2）表里经配穴法

本法是以脏腑、经脉的阴阳表里配合关系为依据的配穴方法。当某一脏腑经脉发生疾病时，取该经和其相表里的经脉腧穴配合成方。如风热袭肺导致的感冒咳嗽，可选肺经的尺泽和大肠经的曲池、合谷。

2．经验配穴法

某些穴位刺血对一些疾病有特殊的疗效。如大椎、曲池刺血退热；人中、十宣刺血醒神；四缝刺血治小儿疳积；身柱、大椎刺血治疗疟疾；耳尖刺血治疗眩晕等，皆为历代医家临床实践的总结，今人亦多沿用。

针具及针法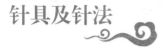

一、针具

刺血疗法所用针具简单，总不过4～5种，应根据不同条件，因人、因证、因部位而异选择应用。现仅将常用、有效而又容易掌握的3种介绍如下，以供参考。

1．三棱针

三棱针为不锈钢制成，为本疗法最常用。三棱针是由古代"九针"中的锋针演变而来的，针长约2寸，针

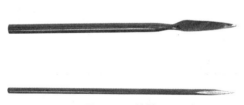

图1-1　三棱针

柄呈圆柱形，针体末端呈三棱形，尖端三面有刃，外尖锋利，故称"三棱针"（图1-1）。适用于成人及浅表静脉泻血之用，专为点刺和挑刺放血之用。

2. 梅花针

梅花针是由古代"毛刺"发展起来的针具。有硬柄和软柄两种规格。又因所用针数不同，有"梅花针"（5枚）、"七星针"（7枚）、"罗汉针"（18枚）之分（图1-2，图1-3）。

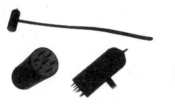 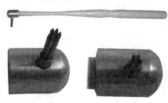

图1-2　软柄梅花针　　　　图1-3　硬柄梅花针

3. 毫针

《灵枢·九针论》说："毫针，取法于毫毛，长一寸六分，主寒热痛痹在络者也。"验之于临床，多用毫针粗者刺络放血（图1-4）。用于刺血疗法的毫针，一般以1寸左右即可，适用于小儿及虚证患者。

图1-4　毫针

二、针法

目前，我们通常所用的针法有两种，一种是以针刺部位命名的常用针刺放血法；另一种是以刺血手法命名的常用刺血手法，但两者互为一体，后者是前者施术中操作技巧的具体体现。现分别介绍如下。

1. 常用针刺放血法

依据常用的刺血部位有血络（静脉）刺血法、孔穴刺血法和局部刺血法。

（1）血络刺血法

即用三棱针直接刺入皮下浅静脉，使其自然流出血液，血尽而止，自然止血。

（2）孔穴刺血法

即用三棱针在穴位处刺破皮肤，使之出血，待血尽而止。如果出血量不足，可在刺后用手挤压，或拔火罐，以达到出血量要求。

（3）局部刺血法

即用三棱针在病变处（患部）或四肢末梢部位点刺或用梅花针叩刺局部后加拔火罐。

2. 常用刺血手法

常用的有点刺放血法、围刺放血法、捏起放血法、密刺放血法、挑刺放血法、结扎放血法和扬刺放血法7种。

（1）点刺放血法（又称点刺法）

局部消毒后，先用左手拇食中三指捏紧应刺的穴位，右手持针迅速刺入半分深左右，即将针退出，然后用手挤压局部使之出血，排黏液（图1-5）。常用于十二井穴、十宣、少商放血，治疗昏厥、中暑、中风、发热、咽喉肿痛；局部排黏液，治疗腱鞘囊肿等；四缝放血、排黏液，治疗疳积、消化不良等。适用于四肢末梢部位。

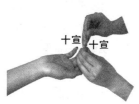

图1-5　三棱针点刺十宣穴

（2）围刺放血法（又称围刺法）

适用于病灶周围。施术时，局部消毒后，右手持三棱针对准患处周围点刺数针，然后用手指轻轻挤压局部，或用拔火罐吸拔，使恶血尽出，以消肿痛（图1-6）。常用于治疗痈肿、带状疱疹后遗症等疾病。

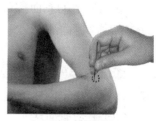

图1-6 围刺法

（3）捏起放血法（又称速刺法）

左手拇食二指捏起被针穴位的肌肉，右手持三棱针或毫针刺入穴位皮肤0.5～1分深，立即将针退出，然后用手挤压出血。常用于印堂、攒竹、上星等穴放血。适用于头面部肌肉浅薄的部位。

（4）密刺放血法（又称密刺法）

用三棱针轻轻点刺或用梅花针叩刺胸腹部、颈肩背部和患处局部皮肤，使之出微量血液，或加拔火罐。适用于治疗全身性疾病和局部性疾病，如局部皮肤麻木、脱发、神经性皮炎等皮肤病。

（5）挑刺放血法（又称挑刺法）

施术时，局部消毒后，先用左手五指按住被刺部位周围肌肤，右手持三棱针刺入穴位及肌肉浅薄的部位后再挑破浅表部分肌肉表皮，即将针退出，然后挤压，使之出血。适用于胸部、腹部背部、头面部穴位及肌肉浅薄的部位，如治疗睑腺炎、痔疮等病。

（6）结扎放血法（又称缓刺法）

先用一根带子或橡皮带，结扎在被针刺部位的上端，局部常规消毒后，左手拇指压在被针刺部位的下端，右手持三棱针对准被针刺穴位处的静脉（怒张处），徐徐刺入脉中（0.5～1分深），即将针缓缓退出，使其流出少量血液，待黑色血液出尽，停止出血后，将带子解开。再用消毒棉

刺血
疗法治百病

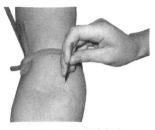

图1-7 结扎放血法

球按压针孔（图1-7）。适用于四肢部位，常用于尺泽、委中等穴刺血。

（7）扬刺放血法（又称丛针扬刺法）

将数枚针捆在一起，用右手拇食中三指捏持丛针，缓缓将针压入穴内2～5分深，再迅速将针拔出，然后捏挤穴位局部使之出血。常用于大椎、身柱等穴放血。

操作方法

操作方法是决定治疗效果的关键，也是刺血疗法在治疗过程中的重要体现，非常重要。因此，在操作中一定要掌握好以下几个步骤和要求。

（一）术前准备工作

1. 放松

患者就诊，要先让患者休息5～10分钟，以消除疲劳，放松体态，适应环境，以利于操作。

2. 配合

在施术时，要取得患者的积极配合，必须事前做好患者的思想疏导工作，树立治病信心。同时要讲清饮食禁忌。

3. 消毒

术前一定要做好消毒工作，针具使用前需要煮沸消毒，或用高压蒸气消毒，也可用5%～10%来苏水溶液或

1∶100新洁尔灭溶液浸泡消毒。针具消毒后方可使用。选定针刺穴位后，局部皮肤用碘酊棉球、酒精棉球做常规消毒，方可施术进针。

4. 应急用品

术前要备好备用针具，消毒用的乙醇、碘酊、药棉及异常情况处理的必备药品和用具等，以备临床随时取用。

5. 体位

患者应采取舒适、能持久而又便于医者操作的体位。配穴治疗时，应尽量少变换体位。现将临床常用的体位分述如下。

（1）仰卧位：用于取头面、胸腹和下肢前面等穴位。

（2）俯卧位：用于取背腰、臀和下肢后面等穴位。

（3）侧卧位：用于取章门、环跳等人体侧面穴位。

（4）仰靠位：用于取头面和颈部等穴位。

（5）俯伏位：用于取头项和背腰部等穴位。

（6）屈肘仰掌位：用于取上肢手掌面等穴位。

（7）屈肘俯掌位：用于取上肢手背面等穴位。

（二）进针

进针是刺血操作中的重要步骤，也是取得治疗效果的关键。"进针"包括进针手法（即针法）、进针角度、出血量、治疗反应和治疗周期等。

1. 针刺手法（即针法）

应根据不同的治疗部位和病情选择合理的针法进行（具体针法如前述）。

2. 进针角度

一般采用斜向进针，针体与血管呈一定角度，针尖朝上，针尾朝下，这样既不宜针刺贯穿血管壁，发生血肿，又可使血液顺势自然流出。同时，进针时要控制进针深度，不可刺入过深。

3. 出血量

出血量一定要根据患者体质强弱、病情轻重和应刺部位的不同而适度掌握。血量与进针手法（针法）、刺入度（深浅）有关。对于实证，一般认为出血量多一些效果较好；对于虚证或体质虚弱的患者，出血量宜少一些，数毫升即可。

4. 治疗反应

在进针治疗中要随时询问和掌握治疗过程中的反应情况。尤要注意反应不及、反应太过和正常反应。"反应不及"是指治疗后未出现反应感觉，说明治疗未收到治疗效果，应及时调整针刺操作手法，或改变治疗方案（处方），再次施术。"反应太过"，即在治疗中出现异常情况，此时，一要立即按异常情况处理；二要调整针刺手法。

"正常反应"是指针刺放血治疗后，一般出现的两种反应：一种是刺血后患者立即感到轻松，痛苦消失；另一种反应是刺血后症状反而加重，一般在2～4天后逐渐缓解消失。还有些患者刺血治疗后出现全身倦怠无力、头昏、口渴、嗜睡等，此系病后体虚，可给患者多食高营养食品，如鱼、肉、蛋等，并让其休息睡足，调养三四天后即可恢复正常。此属正常反应，可不必顾虑。

5. 治疗周期

针刺放血的治疗周期，应根据病情和患者的体质强弱而定，慢性疾病如风湿性关节炎、腰腿痛、癫痫、脑血管意外后遗症等，间隔1～2周刺血治病一次；疗效不明显、患者体质较强的，可以多针刺放血治疗几次。急性疾病如急救开窍、精神病、急腹痛等，可以一日刺血治疗一次，病情好转后，治疗间隔时间延长，如果疗效不明显，可酌情增加针刺放血次数。

多数患者经刺血治疗1～3次后，即有显著效果，也有的患者刺血治疗7～8次始见效果。治疗次数多少、疗程多长、每次针刺放血间隔时间多长等，应听从医生决定，不要因为针刺放血治疗1～2次效果不明显就轻易中断治疗。

（三）出针

出针后出血，一般任其自然停止即可。若出血量过多，当达到出血量要求后要立即止血，可用碘酊棉球或酒精棉球按压针孔5～10分钟，其血自止；若出血量不足，或不出血，则在出针后挤压针孔，使之出血，或按摩上端血络，以加速出血，或拔火罐。

适应证和禁忌证

一、适应证

（1）中风、中暑、小儿惊风等一切急性病。

（2）头痛、眩晕、失眠、腹痛、腰痛、便秘、痹证、哮喘等内科疾病。

（3）闪挫或跌倒而致的腰背疼痛。

（4）小儿疳积、小儿泄泻及小儿夜啼。

（5）疔疮初起痒痛而未化脓者。

（6）扁平疣、黄褐斑、银屑病和带状疱疹等皮肤科疾患。

二、禁忌证

（1）体质虚弱、贫血、低血压者。

（2）孕妇或有习惯性流产者。经期最好不要刺。

（3）大出血后或一切虚脱证。

（4）血友病、血小板减少性紫癜等凝血机制障碍者。

（5）皮肤有感染、溃疡、瘢痕或静脉曲张者，不要直接针刺患处，可在周围选穴针刺。

（6）血瘤（静、动脉瘤）。

（7）传染病患者和心、肝、肾功能损害者。

（8）虚证、虚寒证及寒证患者慎用。

三、注意事项

（1）术前要做好解释工作，消除患者的思想顾虑，使患者与术者密切配合。

（2）针具及刺血部位应严格消毒，以防感染。

（3）要选择合适体位，原则是既要使患者舒适，又要便于施术操作。

（4）要熟悉解剖结构，避开动脉血管，切忌误刺。在临近重要内脏的部位刺血，切忌深刺。

（5）操作要熟练、适中，手法要快、准、稳，针刺宜浅，出血不要过多。

（6）操作中要密切观察患者的治疗反应，一有异常情况要及时处理。

（7）如病已大减，则不应继续刺血，以免损伤人体正气。

另外，毫针禁刺的某些腧穴，原则上也禁止刺血。

四、意外情况处理

（1）刺血时若发生晕针，应立即停针止血，让患者平卧休息，适当饮用温开水，严重者可用毫针刺激人中、涌泉等穴。

（2）刺血治疗后若发生血肿，可用手指挤压出血，或用火罐拔出，如仍不消，可用热敷促使吸收消散。

（3）刺血时若误刺伤到动脉，应用消毒纱布做局部加压止血，出血即可停止。

第二章

人体穴位定位与主治

手太阴肺经经穴

1. 中府（Zhōngfǔ）（LU 1）

【标准定位】在胸部，横平第1肋间隙，锁骨下窝外侧，前正中线旁开6寸。

【主治】胸肺疾患：咳嗽，气喘，咳吐脓血，胸膈胀满。

2. 云门（Yúnmén）（LU 2）

【标准定位】在胸部，锁骨下窝凹陷中，肩胛骨喙突内缘，前正中线旁开6寸。

【主治】呼吸系统疾病：咳嗽，气喘，胸痛。其他：肩痛。

3. 天府（Tiānfǔ）（LU 3）

【标准定位】在臂前区，腋前纹头下3寸，肱二头肌桡侧缘处。

【主治】呼吸系统疾病：咳嗽，气喘。

4. 侠白（Xiábái）（LU 4）

【标准定位】在臂前区，腋前纹头下4寸，肱二头肌桡侧缘处。

【主治】呼吸系统疾病：咳嗽，气喘，烦满。其他：上臂内侧神经痛。

5. 尺泽（Chǐzé）（LU 5）

【标准定位】在肘区，肘横纹上，肱二头肌腱桡侧缘凹陷中。

【主治】肺部疾患：咳嗽，气喘，咯血，胸部胀满。其他：咽喉肿痛，小儿惊风，吐泻，绞肠痧，肘臂挛痛。

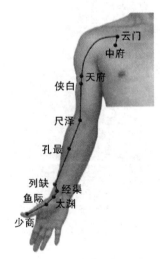

图 2-1 肺经穴位图

刺血
疗法治百病

6. 孔最（Kǒngzuì）（LU 6）

【标准定位】在前臂前区，腕掌侧远端横纹上7寸，尺泽与太渊连线上。

【主治】血系疾患：咯血，衄血。

7. 列缺（Lièquē）（LU 7）

【标准定位】在前臂，腕掌侧远端横纹上1.5寸，拇短伸肌腱与拇长展肌腱之间，拇长展肌腱沟的凹陷。

【主治】肺系疾患：咳嗽，气喘，少气不足以息。其他：偏正头痛，项强，咽喉痛。

8. 经渠（Jīngqú）（LU 8）

【标准定位】在前臂前区，腕掌侧远端横纹上1寸，桡骨茎突与桡动脉之间。

【主治】肺系疾患：咳嗽，气喘，喉痹，胸部胀满，胸背痛。其他：掌中热，无脉症。

9. 太渊（Tàiyuān）（LU 9）

【标准定位】在腕前区，桡骨茎突与舟状骨之间，拇长展肌腱尺侧凹陷中。

【主治】无脉症。

10. 鱼际（Yújì）（LU 10）

【标准定位】在手外侧，第1掌骨桡侧中点赤白肉际处。

【主治】咽喉肿痛。

11. 少商（Shàoshāng）（LU 11）

【标准定位】在手指，拇指末节桡侧，指甲根角侧上方0.1寸（指寸）。

【主治】肺系疾患：喉痹。其他：中风昏迷，小儿惊风，热病，中暑呕吐。

此经穴位见图2-1。

手阳明大肠经经穴

1. 商阳（Shāngyáng）（LI 1）

【标准定位】在手指，食指末节桡侧，指甲根角侧上方0.1寸（指寸）。

【主治】喉痹，昏厥，中风昏迷，热病汗不出。

2. 二间（Erjiān）（LI 2）

【标准定位】在手指，第2掌指关节桡侧远端赤白肉际处。

【主治】喉痹。

3. 三间（Sānjiān）（LI 3）

【标准定位】在手指，第2掌指关节桡侧近端凹陷中。

【主治】咽喉肿痛，身热胸闷。

4. 合谷（Hégǔ）（LI 4）

【标准定位】在手背，第2掌骨桡侧的中点处。

【主治】头痛目眩，鼻塞，鼻出血，鼻渊，耳聋耳鸣，目赤肿痛，眼睑下垂，牙痛，龈肿，咽喉肿痛，口疮，口噤，口眼㖞斜，舌痛，胃腹痛，便秘，痢疾，月经不调，痛经，经闭，滞产，胎衣不下，恶露不止，乳少。其他：瘾疹，皮肤瘙痒，荨麻疹，热病无汗。止痛要穴。化痰要穴。

5. 阳溪（Yángxī）（LI 5）

【标准定位】在腕区，腕背侧远端横纹桡侧，桡骨茎突远端，解剖学"鼻烟窝"凹陷中。

【主治】目赤肿痛，热病心烦。

6. 偏历（Piānlì）（LI 6）

【标准定位】在前臂，腕背侧远端横纹上3寸，阳溪与曲池连线上。

【主治】耳聋，耳鸣，鼻出血，肠鸣腹痛。

7. 温溜（Wēnliū）（LI 7）

【标准定位】在前臂，腕横纹上5寸，阳溪与曲池连线上。

【主治】寒热头痛，面赤肿，口舌痛。

8. 下廉（Xiàlián）（LI 8）

【标准定位】在前臂，肘横纹下4寸，阳溪与曲池连线上。

【主治】胃肠疾患：腹痛，腹胀。其他：上肢不遂，手肘肩无力。

9. 上廉（Shànglián）（LI 9）

【标准定位】在前臂，肘横纹下3寸，阳溪与曲池连线上。

【主治】胃肠疾患：腹痛，腹胀，吐泻，肠鸣。其他：手臂肩膊肿痛，上肢不遂。

10. 手三里（Shǒusānlǐ）（LI 10）

【标准定位】在前臂，肘横纹下2寸，阳溪与曲池连线上。

【主治】胃肠疾患，腹痛。其他：手臂肿痛，上肢不遂。

11. 曲池（Qūchí）（LI 11）

【标准定位】在肘区，尺泽与肱骨外上髁连线的中点处。

【主治】外感疾患：咽喉肿痛，咳嗽，气喘，热病。胃肠疾患：腹痛，吐

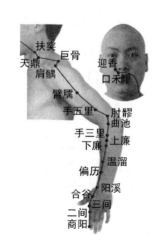

图2-2 大肠经穴位图

泻，痢疾，肠痛，便秘。头面疾患：齿痛，目赤痛，目不明。皮肤病：疮，疥，瘾疹，丹毒。神志疾患：心中烦满，癫狂，善惊，头痛。其他：手臂肿痛，上肢不遂，手肘肩无力，臂神经疼痛，高血压。

12. 肘髎（Zhǒuliáo）（LI 12）

【标准定位】在肘区，肱骨外上髁上缘，髁上嵴的前缘。

【主治】肩臂肘疼痛，上肢麻木，拘挛，嗜卧。

13. 手五里（Shǒuwǔlǐ）（LI 13）

【标准定位】在臂部，肘横纹上3寸，曲池与肩髃连线上。

【主治】手臂肿痛，上肢不遂，疟疾，瘰疬。

14. 臂臑（Bìnào）（LI 14）

【标准定位】在臂部，曲池上7寸，三角肌前缘处。

【主治】瘰疬。

15. 肩髃（Jiānyú）（LI 15）

【标准定位】在肩峰前下方，当肩峰与肱骨大结节之间凹陷处。

【主治】上肢疾患：肩臂痛，手臂挛急，肩痛，半身不遂。

16. 巨骨（Jùgǔ）（LI 16）

【标准定位】在肩胛区，锁骨肩峰端与肩胛冈之间凹陷中。

【主治】上肢疾患：肩臂痛，手臂挛急，半身不遂。

17. 天鼎（Tiāndǐng）（LI 17）

【标准定位】在颈部，横平环状软骨，胸锁乳突肌后缘。

【主治】呼吸系统疾病：咳嗽，气喘，咽喉肿痛，暴喑。其他：瘰疬，诸瘿，梅核气。

18. 扶突（Fútū）（LI 18）

【标准定位】在胸锁乳突区，横平喉结，当胸锁乳突肌的前、后缘中间。

【主治】呼吸系统疾病：咳嗽，气喘，咽喉肿痛，暴喑。其他：瘰疬，诸瘿，梅核气，呃逆。

19. 口禾髎（Kǒuhéliáo）（LI 19）

【标准定位】在面部，横平人中沟上1/3与下2/3交点，鼻孔外缘直下。

【主治】鼻塞流涕，鼻出血，口㖞。

20. 迎香（Yíngxiāng）（LI 20）

【标准定位】在面部，鼻翼外缘中点，鼻唇沟中。

【主治】鼻部疾患：鼻塞，不闻香臭，鼻出血，鼻渊。其他：胆道蛔虫。

此经穴位见图2-2。

足阳明胃经经穴

1. 承泣（Chéngqì）（ST 1）

【标准定位】在面部，眼球与眶下缘之间，瞳孔直下。

【主治】面目疾患：目赤肿痛，迎风流泪，口眼㖞斜。

2. 四白（Sìbái）（ST 2）

【标准定位】在面部，眶下孔处。

【主治】目赤痛痒，迎风流泪，眼睑瞤动，口眼㖞斜。

3. 巨髎（Jùliáo）（ST 3）

【标准定位】在面部，横平鼻翼下缘，

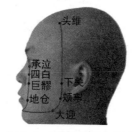

图2-3 胃经头面部穴位图

瞳孔直下。

【主治】口眼㖞斜，眼睑瞤动，鼻出血。

4. 地仓（Dìcāng）（ST 4）

【标准定位】在面部，当口角旁开0.4寸（指寸）。
【主治】口角㖞斜，流涎，眼睑瞤动。

5. 大迎（Dàyíng）（ST 5）

【标准定位】在面部，下颌角前方，咬肌附着部的前缘凹陷中，面动脉搏动处。
【主治】口角㖞斜，失音。

6. 颊车（Jiáchē）（ST 6）

【标准定位】在面部，下颌角前上方一横指（中指）。
【主治】口眼㖞斜，牙关紧闭，齿痛。

7. 下关（Xiàguān）（ST 7）

【标准定位】在面部，颧弓下缘中央与下颌切迹之间凹陷处。
【主治】口眼㖞斜，齿痛，口噤。

8. 头维（Tóuwéi）（ST 8）

【标准定位】在头部，额角发际直上0.5寸，头正中线旁开4.5寸处。
【主治】偏正头痛，目眩。

9. 人迎（Rényíng）（ST 9）

【标准定位】在颈部，横平喉结，胸锁乳突肌前缘，颈总动脉搏动处。
【主治】胸满气逆，咽喉肿痛，瘰疬，高血压。

10. 水突（Shuǐtū）（ST 10）

【标准定位】在颈部，横平环状软骨，胸锁乳突肌的前缘。

【主治】呼吸喘鸣，咽喉肿痛。

11. 气舍（Qìshè）（ST 11）

【标准定位】在胸锁乳突肌区，锁骨上小窝，锁骨胸骨端上缘，胸锁乳突肌的胸骨头与锁骨头中间的凹陷中。

【主治】呼吸喘鸣，咽喉肿痛。

12. 缺盆（Quēpén）（ST 12）

【标准定位】在颈外侧区，锁骨上大窝，锁骨上缘凹陷中，前正中线旁开4寸。

【主治】呼吸喘鸣，咽喉肿痛。

13. 气户（Qìhù）（ST 13）

【标准定位】在胸部，锁骨下缘，前正中线旁开4寸。

【主治】呼吸喘鸣，咽喉肿痛。

14. 库房（Kùfáng）（ST 14）

【标准定位】在胸部，第1肋间隙，前正中线旁开4寸。

【主治】胸肺疾患：胸满气逆，呼吸喘鸣，胸胁胀痛，咳嗽喘息。

15. 屋翳（Wūyì）（ST 15）

【标准定位】在胸部，第2肋间隙，前正中线旁开4寸。

【主治】胸肺疾患：胸满气逆，呼吸喘鸣，胸胁胀痛，咳嗽喘息。

16. 膺窗（Yīngchuāng）（ST 16）

【标准定位】在胸部，第3肋间隙，前正中线旁开4寸。

【主治】胸肺疾患：胸满气逆，呼吸喘鸣，咳嗽喘息。其他：乳痈。

17. 乳中（Rǔzhōng）（ST 17）

【标准定位】在胸部，乳头中央。

【主治】现代常以此穴作为胸部取穴标志，不做针灸治疗。

18. 乳根（Rǔgēn）（ST 18）

【标准定位】在胸部，第5肋间隙，前正中线旁开4寸。

【主治】呼吸系统疾病：胸痛，胸闷，咳喘。其他：乳汁不足，乳痈，噎膈。

19. 不容（Bùróng）（ST 19）

【标准定位】在上腹部，脐中上6寸，前正中线旁开2寸。

【主治】消化系统疾病：腹胀，胃痛，呕吐，食欲不振。

20. 承满（Chéngmǎn）（ST 20）

【标准定位】在上腹部，脐中上5寸，前正中线旁开2寸。

【主治】消化系统疾病：胃痛，呕吐，腹胀，肠鸣，食欲不振等。

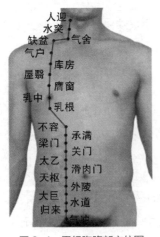

图2-4 胃经胸腹部穴位图

21. 梁门（Liángmén）（ST 21）

【标准定位】在上腹部，脐中上4寸，前正中线旁开2寸。

【主治】消化系统疾病：胃痛，呕吐，腹胀，肠鸣，食欲不振，便溏，呕血等。

22. 关门（Guānmén）（ST 22）

【标准定位】在上腹部，脐中上3寸，前正中线旁开2寸。

【主治】消化系统疾病：胃痛，呕吐，腹胀，肠鸣，食欲不振。

23. 太乙（Tàiyǐ）（ST 23）

【标准定位】在上腹部，脐中上2寸，前正中线旁开2寸。
【主治】消化系统疾病：胃痛，呕吐，腹胀，肠鸣，食欲不振。

24. 滑肉门（Huáròumén）（ST 24）

【标准定位】在上腹部，脐中上1寸，前正中线旁开2寸。
【主治】胃痛，呕吐，腹胀，肠鸣，食欲不振。

25. 天枢（Tiānshū）（ST 25）

【标准定位】在腹部，横平脐中，前正中线旁开2寸。
【主治】肠胃疾患：呕吐纳呆，腹胀肠鸣，绕脐切痛，脾泄不止，赤白痢疾，便秘。

26. 外陵（Wàilíng）（ST 26）

【标准定位】在下腹部，脐中下1寸，前正中线旁开2寸。
【主治】胃脘痛，腹痛，腹胀，疝气，痛经等。

27. 大巨（Dàjù）（ST 27）

【标准定位】在下腹部，脐中下2寸，前正中线旁开2寸。
【主治】便秘，腹痛，遗精，早泄，阳痿，疝气，小便不利。

28. 水道（Shuǐdào）（ST 28）

【标准定位】在下腹部，脐中下3寸，前正中线旁开2寸。
【主治】便秘，腹痛，小腹胀痛，痛经，小便不利。

29. 归来（Guīlái）（ST 29）

【标准定位】在下腹部，脐中下4寸，前下中线旁开2寸。
【主治】腹痛，阴睾上缩入腹，疝气，闭经，白带。

30. 气冲（Qìchōng）（ST 30）

【标准定位】在腹股沟区，耻骨联合上缘，前正中线旁开2寸，动脉搏动处。

【主治】阳痿，疝气，不孕，腹痛，月经不调。

31. 髀关（Bìguān）（ST 31）

【标准定位】在股前区，股直肌近端、缝匠肌与阔筋膜张肌3条肌肉之间凹陷中。

【主治】腰膝疼痛，下肢酸软麻木。

32. 伏兔（Fútù）（ST 32）

【标准定位】在股前区，髌底上6寸，髂前上棘与髌底外侧端的连线上。

【主治】腰膝疼痛，下肢酸软麻木，足麻不仁。

33. 阴市（Yīnshì）（ST 33）

【标准定位】在股前区，髌底上3寸，股直肌肌腱外侧缘。
【主治】腿膝冷痛，麻痹，下肢不遂。

34. 梁丘（Liángqiū）（ST 34）

【标准定位】在股前区，髌底上2寸，股外侧肌与股直肌肌腱之间。
【主治】胃脘疼痛，肠鸣泄泻，膝脚腰痛。

35. 犊鼻（Dúbí）（ST 35）

【标准定位】在膝前区，髌韧带外侧凹陷中。
【主治】膝部痛，膝脚腰痛，冷痹不仁。

36. 足三里（Zúsānlǐ）（ST 36）

【标准定位】在小腿前外侧，犊鼻下3寸，犊鼻与解溪连线上。
【主治】肚腹疾患：胃痛，呕吐，腹胀，肠鸣，消化不良，泄泻，便秘，痢疾，霍乱遗矢，痞积。心神疾患：心烦，心悸气短，不寐，癫狂，妄笑，中风。胸肺疾患：喘咳痰多，喘息，虚痨，咯血。泌尿系统疾患：小便不利，遗尿，疝气。妇人疾患：乳痈，妇人血晕，子痫，妊娠恶阻，赤白带下，痛经，滞产，产后腰痛，妇人脏躁。其他：膝胫酸痛，下肢不遂，脚气，水肿，头晕，鼻疾，耳鸣，眼目诸疾。强壮穴：真气不足，脏气虚惫，五劳七伤。

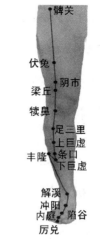

图2-5　胃经四肢部穴位图

37. 上巨虚（Shàngjùxū）（ST 37）

【标准定位】在小腿外侧，犊鼻下3寸，犊鼻与解溪连线上。
【主治】泄泻，便秘，腹胀，肠鸣，肠痈。

38. 条口（Tiáokǒu）（ST 38）

【标准定位】在小腿外侧，犊鼻下8寸，犊鼻与解溪连线上。
【主治】肩背痛等。

39. 下巨虚（Xiàjùxū）（ST 39）

【标准定位】在小腿外侧，犊鼻下9寸，犊鼻与解溪连线上。
【主治】肠鸣腹痛。

40. 丰隆（Fēnglóng）（ST 40）

【标准定位】在小腿外侧，外踝尖上8寸，胫骨前肌的外缘。
【主治】脾胃疾患：痰涎，胃痛，大便难。神志疾患：癫狂，善笑，痫证，多寐，脏躁，梅核气。心胸肺疾患：咳逆，哮喘。

41. 解溪（Jiěxī）（ST 41）

【标准定位】在踝区，踝关节前面中央凹陷中，拇长伸肌腱与趾长伸肌腱之间。

【主治】踝关节及其周围软组织疾患。

42. 冲阳（Chōngyáng）（ST 42）

【标准定位】在足背，第2跖骨基底部与中间楔状骨关节处，可触及足背动脉。

【主治】善惊，狂疾。

43. 陷谷（Xiàngǔ）（ST 43）

【标准定位】在足背，第2、3跖骨间，第2跖趾关节近端凹陷中。

【主治】足背肿痛。

44. 内庭（Nèitíng）（ST 44）

【标准定位】在足背，第2、3趾间，趾蹼缘后方赤白肉际处。

【主治】胃肠疾患：腹痛，腹胀，泄泻，痢疾。头面疾患：齿痛，头面痛，口㖞，喉痹，鼻出血。其他：壮热不退，心烦，失眠多梦，狂证，足背肿痛、趾跖关节痛。

45. 厉兑（Lìduì）（ST 45）

【标准定位】在足趾，第2趾末节外侧，趾甲根角侧后方0.1寸（指寸）。

【主治】梦多。

此经穴位见图2-3～图2-5。

足太阴脾经经穴

1. 隐白（Yǐnbái）（SP 1）

【标准定位】在足趾，大趾末节内侧，趾甲根角侧后方0.1寸

（指寸）。

【主治】血证：月经过时不止，崩漏。脾胃疾患：腹胀，暴泄。为十三鬼穴之一，统治一切癫狂病和神志病。治疗血证效果较好。

2. 大都（Dàdū）(SP 2)

【标准定位】在足趾，第1跖趾关节远端赤白肉际凹陷中。
【主治】腹胀，腹痛，胃疼。

3. 太白（Tàibái）(SP 3)

【标准定位】在跖区，第1跖趾关节近端赤白肉际凹陷中。
【主治】胃痛，腹胀，腹痛，肠鸣，呕吐，泄泻。

4. 公孙（Gōngsūn）(SP 4)

【标准定位】在跖区，当第1跖骨底的前下缘赤白肉际处。
【主治】脾胃肠疾患：呕吐，腹痛，胃脘痛，肠鸣，泄泻，痢疾。

5. 商丘（Shāngqiū）(SP 5)

【标准定位】在踝区，内踝前下方，舟骨粗隆与内踝尖连线中点凹陷中。
【主治】两足无力，足踝痛。

6. 三阴交（Sānyīnjiāo）(SP 6)

【标准定位】在小腿内侧，内踝尖上3寸，胫骨内侧缘后际。
【主治】脾胃疾患：脾胃虚弱，肠鸣腹胀，腹痛，泄泻，胃痛，呕吐，呃逆，痢疾。妇人疾患：月经不调，崩漏，赤白带下，经闭，癥瘕，难产，不孕症，产后血晕，恶露不行。肝肾疾患：水肿，小便不利，遗尿，癃闭，阴挺，梦遗，遗精，阳痿，阴茎痛，疝气，睾丸缩腹。精神神经系统疾病：癫痫，失眠，小儿惊风。皮肤病：荨麻疹。本经脉所过部位的疾患：足痿痹痛，脚气，下肢神经痛或瘫痪。

7. 漏谷（Lòugǔ）（SP 7）

【标准定位】在小腿内侧，内踝尖上6寸，胫骨内侧缘后际。

【主治】肠鸣腹胀，腹痛，水肿，小便不利。

8. 地机（Dìjī）（SP 8）

【标准定位】在小腿内侧，阴陵泉下3寸，胫骨内侧缘后际。

【主治】腹胀腹痛，月经不调。

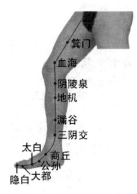

图2-6　脾经四肢部穴位图

9. 阴陵泉（Yīnlíngquán）（SP 9）

【标准定位】在小腿内侧，胫骨内侧髁下缘与胫骨内侧缘之间的凹陷中。

【主治】腹痛，腹胀，水肿，小便不利或失禁，遗尿。

10. 血海（Xuèhǎi）（SP 10）

【标准定位】在股前区，髌底内侧端上2寸，股内侧肌隆起处。

【主治】腹胀，月经不调，荨麻疹。

11. 箕门（Jīmén）（SP 11）

【标准定位】在股前区，髌底内侧端与冲门的连线上1/3与2/3交点，长收肌和缝匠肌交角的动脉搏动处。

【主治】小便不通，遗尿。

12. 冲门（Chōngmén）（SP 12）

【标准定位】在腹股沟区，腹股沟斜纹中，髂外动脉搏动处的外侧。

【主治】腹痛，腹胀，小便不利。

13. 府舍（Fǔshè）（SP 13）

【标准定位】在下腹部，脐中下4.3寸，前正中线旁开4寸。

【主治】腹痛，霍乱吐泻，疝气，腹满积聚。

14. 腹结（Fùjié）（SP 14）

【标准定位】在下腹部，脐中下1.3寸，前正中线旁开4寸。
【主治】绕脐腹痛，泄泻，疝气。

15. 大横（Dàhéng）（SP 15）

【标准定位】在腹部，脐中旁开4寸。
【主治】腹胀，腹痛，痢疾，泄泻，便秘。

16. 腹哀（Fùāi）（SP 16）

【标准定位】在上腹部，脐中上3寸，前正中线旁开4寸。
【主治】绕脐痛，消化不良，便秘，痢疾。

17. 食窦（Shídòu）（SP 17）

【标准定位】在胸部，第5肋间隙，前正中线旁开6寸。
【主治】胸胁胀痛，胸引背痛不得卧。

18. 天溪（Tiānxī）（SP 18）

【标准定位】在胸部，第4肋间隙，前正中线旁开6寸。
【主治】胸部疼痛，咳嗽，胸胁胀痛。

19. 胸乡（Xiōngxiāng）（SP 19）

【标准定位】在胸部，第3肋间隙，前正中线旁开6寸。
【主治】胸胁胀痛，咳嗽。

20. 周荣（Zhōuróng）（SP 20）

【标准定位】在胸部，第2肋间隙，前正中线旁开6寸。

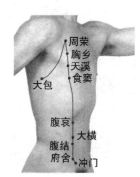

图 2-7　脾经胸腹部穴位图

【主治】胸胁胀满，胁肋痛，咳嗽。

21. 大包（Dàbāo）（SP 21）

【标准定位】在胸外侧区，第6肋间隙，在腋中线上。

【主治】胸胁痛，气喘。

此经穴位见图2-6、图2-7。

手少阴心经经穴

1. 极泉（Jíquán）（HT 1）

【标准定位】在腋区，腋窝中央，腋动脉搏动处。

【主治】心痛，四肢不举。

2. 青灵（Qīnglíng）（HT 2）

【标准定位】在臂前区，肘横纹上3寸，肱二头肌的内侧沟中。

【主治】头痛，肩臂痛。

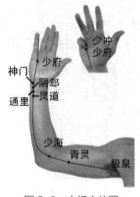

图2-8 心经穴位图

3. 少海（Shàohǎi）（HT 3）

【标准定位】在肘前区，横平肘横纹，肱骨内上髁前缘。

【主治】心神疾患：心痛，癫狂，善笑，痛证。其他：暴喑，肘臂挛痛，麻木。

4. 灵道（Língdào）（HT 4）

【标准定位】在前臂前区，腕掌侧远端横纹上1.5寸，尺侧腕屈肌腱的桡侧缘。

【主治】心痛，手麻不仁。

5. 通里（Tōnglǐ）（HT 5）

【标准定位】在前臂前区，腕掌侧远端横纹上1寸，尺侧腕屈肌腱的桡侧缘。

【主治】心痛，头痛，头昏，盗汗。

6. 阴郄（Yīnxì）（HT 6）

【标准定位】在前臂前区，腕掌侧远端横纹上0.5寸，尺侧腕屈肌腱的桡侧缘。

【主治】心痛，盗汗，失语。

7. 神门（Shénmén）（HT 7）

【标准定位】在腕前区，腕掌侧远端横纹尺侧端，尺侧腕屈肌腱的桡侧缘。

【主治】心神疾患：心烦，善忘，不寐，痴呆，癫狂，痫证，头痛头昏，心痛，心悸，怔忡。其他：目眩，目黄，咽干，失音，手臂寒痛，麻木，喘逆上气，呕血，热病不嗜食。

8. 少府（Shàofǔ）（HT 8）

【标准定位】在手掌，横平第5掌指关节近端，第4、5掌骨之间。

【主治】心神疾患：心悸，胸痛，善笑，悲恐，善惊。其他：掌中热，手小指拘挛，臂神经痛。

9. 少冲（Shàochōng）（HT 9）

【标准定位】在手指，小指末节桡侧，指甲根角侧上方0.1寸（指寸）。

【主治】癫狂，热病，中风昏迷。

此经穴位见图2-8。

手太阳小肠经经穴

1. 少泽（Shàozé）（SI 1）

【标准定位】在手指，小指末节尺侧，距指甲根角侧上方0.1寸（指寸）。
【主治】中风昏迷，目生翳膜，产后无乳。

2. 前谷（Qiángǔ）（SI 2）

【标准定位】在手指，第5掌指关节尺侧远端赤白肉际凹陷中。
【主治】头项急痛，颈项不得回顾，臂痛不得举。

3. 后溪（Hòuxī）（SI 3）

【标准定位】在手内侧，第5掌指关节尺侧近端赤白肉际凹陷中。
【主治】外感疾患：热病汗不出，疟疾，黄疸。头面五官疾患：目痛泣出，目中白翳，目赤，目眩，耳鸣，耳聋，鼻塞不利，鼻出血，颊肿，咽肿喉痹。精神神经系统疾病：癫、狂、痫，脏躁，失眠，中风。本经脉所过部位的疾患：头项急痛，颈项不得回顾，颈肩部疼痛，肘臂小指拘急疼痛，身体不遂，臂痛不得举。其他：胸满腹胀，喘息，妇人产后无乳，疟疾。

4. 腕骨（Wàngǔ）（SI 4）

【标准定位】在腕区，第5掌骨基底与三角骨之间的赤白肉际凹陷处。
【主治】黄疸，消渴。

5. 阳谷（Yánggǔ）（SI 5）

【标准定位】在腕后区，尺骨茎突与三角骨之间的凹陷中。
【主治】头痛，臂、腕外侧痛。

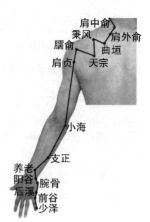

图2-9 小肠经四肢部穴位图

6. 养老（Yǎnglǎo）（SI 6）

【标准定位】在前臂后区，腕背横纹上1寸，尺骨头桡侧凹陷中。

【主治】目视不明，急性腰痛。

7. 支正（Zhīzhèng）（SI 7）

【标准定位】在前臂后区，腕背侧远端横纹上5寸，尺骨尺侧与尺侧腕屈肌之间。

【主治】腰背酸痛，四肢无力。

8. 小海（Xiǎohǎi）（SI 8）

【标准定位】在肘后区，尺骨鹰嘴与肱骨内上髁之间凹陷中。

【主治】癫狂，痫证。

9. 肩贞（Jiānzhēn）（SI 9）

【标准定位】在肩胛区，肩关节后下方，腋后纹头直上1寸。

【主治】肩胛痛，手臂麻痛。

10. 臑俞（Nàoshū）（SI 10）

【标准定位】在肩胛区，腋后纹头直上，肩胛冈下缘凹陷中。

【主治】肩臂酸痛无力，肩肿，颈项瘰疬。

11. 天宗（Tiānzōng）（SI 11）

【标准定位】在肩胛区，肩胛冈中点与肩胛骨下角连线上1/3与2/3交点凹陷中。

【主治】肩胛痛，乳痈。

12. 秉风（Bǐngfēng）（SI 12）

【标准定位】在肩胛区，肩胛冈中点上方冈上窝中。

【主治】肩胛疼痛不举。

13. 曲垣（Qǔyuán）（SI 13）

【标准定位】在肩胛区，肩胛冈内侧端上缘凹陷中。

【主治】肩胛拘挛疼痛，肩胛疼痛不举，上肢酸麻，咳嗽等。

14. 肩外俞（Jiānwàishū）（SI 14）

【标准定位】在脊柱区，第1胸椎棘突下，后正中线旁开3寸。

【主治】肩背酸痛，颈项强急，上肢冷痛等。

15. 肩中俞（Jiānzhōngshū）（SI 15）

【标准定位】在脊柱区，第7颈椎棘突下，后正中线旁开2寸。

【主治】咳嗽，肩背酸痛，颈项强急。

16. 天窗（Tiānchuāng）（SI 16）

【标准定位】在颈部，横平喉结，胸锁乳突肌的后缘。

【主治】咽喉肿痛，暴喑不能言。

17. 天容（Tiānróng）（SI 17）

【标准定位】在颈部，下颌角后方，胸锁乳突肌的前缘凹陷中。

【主治】咽喉肿痛，头项痈肿。

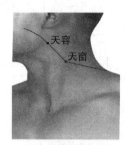

图 2-10　小肠经颈部穴位图

18. 颧髎（Quánliáo）（SI 18）

【标准定位】在面部，颧骨下缘，目外眦直下凹陷中。

【主治】面痛，眼睑瞤动，口㖞，龈肿齿痛。

19. 听宫（Tīnggōng）（SI 19）

【标准定位】在面部，耳屏正中与下颌骨髁突之间的凹陷中。

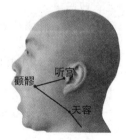

图 2-11　小肠经头颈部穴位图

【主治】耳鸣，耳聋，聤耳。

此经穴位见图2-9～图2-11。

足太阳膀胱经经穴

1. 睛明（Jīngmíng）（BL 1）

【标准定位】在面部，目内眦内上方眶内侧壁凹陷中。

【主治】眼科疾病：目赤肿痛，迎风流泪，内眦痒痛，胬肉攀睛，目翳，目视不明，近视，夜盲，色盲等。其他：急性腰扭伤，坐骨神经痛。

2. 攒竹（Cuánzhú）（BL 2）

【标准定位】在面部，眉头凹陷中，额切迹处。

【主治】神经系统疾病：头痛，眉棱骨痛，眼睑瞤动，口眼㖞斜。五官科系统疾病：目赤肿痛，迎风流泪，近视，目视不明等。其他：腰背肌扭伤，膈肌痉挛。

3. 眉冲（Méichōng）（BL 3）

【标准定位】在头部，额切际直上入发际0.5寸。

【主治】眩晕，头痛，鼻塞，目视不明。

4. 曲差（Qūchā）（BL 4）

【标准定位】在头部，前发际正中直上0.5寸，旁开1.5寸。

【主治】头痛，鼻塞，鼻出血。

5. 五处（Wǔchù）（BL 5）

【标准定位】在头部，前发际正中直上1.0寸，旁开1.5寸。

【主治】小儿惊风，头痛，目眩，目视不明。

6. 承光（Chéngguāng）（BL 6）

【标准定位】在头部，前发际正中直上2.5寸，旁开1.5寸。

【主治】头痛，目痛，目眩，目视不明等。

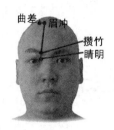

7. 通天（Tōngtiān）（BL 7）

【标准定位】在头部，前发际正中直上4.0寸，旁开1.5寸处。

【主治】头痛，头重。

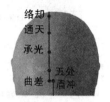

8. 络却（Luòquè）（BL 8）

【标准定位】在头部，前发际正中直上5.5寸，旁开1.5寸。

【主治】口㖞，眩晕，癫狂，痫证，鼻塞，目视不明，项肿，瘿瘤。

9. 玉枕（Yùzhěn）（BL 9）

【标准定位】在头部，后发际正中直上2.5寸，旁开1.3寸。

【主治】头痛。

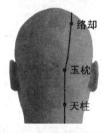

图2-12 膀胱经头面部穴位图

10. 天柱（Tiānzhù）（BL 10）

【标准定位】在颈后区，横平第2颈椎棘突上际，斜方肌外缘凹陷中。

【主治】头痛，项强，肩背痛。

11. 大杼（Dàzhù）（BL 11）

【标准定位】在脊柱区，当第1胸椎棘突下，后正中线旁开1.5寸。

【主治】颈项强，肩背痛，喘息，胸胁支满。

12. 风门（Fēngmén）（BL 12）

【标准定位】在脊柱区，第2胸椎棘突下，后正中线旁开1.5寸。
【主治】伤风咳嗽，发热头痛。

13. 肺俞（Fèishū）（BL 13）

【标准定位】在脊柱区，第3胸椎棘突下，后正中线旁开1.5寸。
【主治】咳嗽上气，胸满喘逆，脊背疼痛。

14. 厥阴俞（Juéyīnshū）（BL 14）

【标准定位】在脊柱区，当第4胸椎棘突下，后正中线旁开1.5寸。
【主治】心痛，心悸，胸闷。

15. 心俞（Xīnshū）（BL 15）

【标准定位】在脊柱区，第5胸椎棘突下，后正中线旁开1.5寸。
【主治】心胸疾患：胸引背痛，心痛，心悸，心烦胸闷，气喘，咳嗽咯血。神志疾患：癫狂，痫证，失眠，健忘，悲愁恍惚。胃肠疾患：呕吐不食，噎膈。循行疾患：肩背痛，痈疽发背。其他：梦遗，盗汗，溲浊。

16. 督俞（Dūshū）（BL 16）

【标准定位】在脊柱区，第6胸椎棘突下，后正中线旁开1.5寸。
【主治】心痛，腹痛，腹胀，肠鸣，呃逆。

17. 膈俞（Géshū）（BL 17）

【标准定位】在脊柱区，第7胸椎棘突下，后正中线旁开1.5寸。
【主治】血证：咯血，衄血，便血，产后败血冲心。心胸疾患：心痛，心悸，胸痛，胸闷。其他：呕吐，呃逆，盗汗，荨麻疹。

18. 肝俞（Gānshū）（BL 18）

【标准定位】在脊柱区，第9胸椎棘突下，后正中线旁开1.5寸。

【主治】肝胆疾患：脘腹胀满，胸胁支满，黄疸结胸，吞酸吐食，饮食不化，心腹积聚痞。神志疾患：癫狂，痫证。眼病：目赤痛痒，胬肉攀睛，目生白翳，多眵，雀目，青盲，目视不明。血证：咯血，吐血，鼻出血。经筋病：颈项强痛，腰背痛，寒疝。妇人疾患：月经不调，闭经，痛经。其他：头痛、眩晕。

19. 胆俞（Dǎnshū）（BL 19）

【标准定位】在脊柱区，第10胸椎棘突下，后正中线旁开1.5寸。

【主治】黄疸，肺痨。

20. 脾俞（Píshū）（BL 20）

【标准定位】在脊柱区，第11胸椎棘突下，后正中线旁开1.5寸。

【主治】脾胃肠疾患：腹胀，呕吐，泄泻，痢疾，完谷不化，噎膈，胃痛。血证：吐血，便血，尿血。其他：消渴。

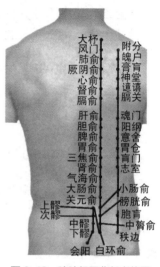

图2-13 膀胱经腰背部穴位图

21. 胃俞（Wèishū）（BL 21）

【标准定位】在脊柱区，第12胸椎棘突下，后正中线旁开1.5寸。

【主治】胃脘痛，反胃，呕吐，肠鸣，泄泻，痢疾，小儿疳积。

22. 三焦俞（Sānjiāoshū）（BL 22）

【标准定位】在脊柱区，第1腰椎棘突下，后正中线旁开1.5寸。

【主治】水肿，小便不利，遗尿，腹水，肠鸣泄泻。

23. 肾俞（Shènshū）（BL 23）

【标准定位】在脊柱区，第2腰椎棘突下，后正中线旁开1.5寸。

【主治】遗精，阳痿，月经不调，白带，不孕，遗尿，小便不利，水肿，腰膝酸痛，目昏，耳鸣，耳聋。

24. 气海俞（Qìhǎishū）（BL 24）

【标准定位】在脊柱区，第3腰椎棘突下，后正中线旁开1.5寸。
【主治】痛经，痔漏，腰痛，腿膝不利。

25. 大肠俞（Dàchángshū）（BL 25）

【标准定位】在脊柱，当第4腰椎棘突下，后正中线旁开1.5寸。
【主治】腹痛，腹胀，泄泻，肠鸣，便秘，痢疾，腰脊强痛等。

26. 关元俞（Guānyuánshū）（BL 26）

【标准定位】在脊柱区，第5腰椎棘突下，后正中线旁开1.5寸。
【主治】腹胀，泄泻，小便不利，遗尿，腰痛。

27. 小肠俞（Xiǎochángshū）（BL 27）

【标准定位】在骶区，横平第1骶后孔，骶正中嵴旁1.5寸。
【主治】痢疾，泄泻，疝气，痔疾。

28. 膀胱俞（Pángguāngshū）（BL 28）

【标准定位】在骶区，横平第2骶后孔，骶正中嵴旁1.5寸。
【主治】小便赤涩，癃闭，遗尿，遗精。

29. 中膂俞（Zhōnglǚshū）（BL 29）

【标准定位】在骶区，横平第3骶后孔，骶正中嵴旁1.5寸。
【主治】腰脊强痛，消渴，疝气，痢疾。

30. 白环俞（Báihuánshū）（BL 30）

【标准定位】在骶区，横平第4骶后孔，骶正中嵴旁1.5寸。
【主治】白带，月经不调，疝气，遗精，腰腿痛。

31. 上髎（Shàngliáo）（BL 31）

【标准定位】在骶区，正对第1骶后孔中。

【主治】月经不调，带下，遗精，阳痿，阴挺，二便不利，腰骶痛，膝软。

32. 次髎（Cìliáo）（BL 32）

【标准定位】在骶区，正对第2骶后孔中。
【主治】同上髎。

33. 中髎（Zhōngliáo）（BL 33）

【标准定位】在骶区，正对第3骶孔中。
【主治】同上髎。

34. 下髎（Xiàliáo）（BL 34）

【标准定位】在骶区，正对第4骶后孔中。
【主治】同上髎。

35. 会阳（Huìyáng）（BL 35）

【标准定位】在骶区，尾骨端旁开0.5寸。
【主治】泄泻，痢疾，痔疾，便血，阳痿，带下。

36. 承扶（Chéngfú）（BL 36）

【标准定位】在股后区，臀沟的中点。
【主治】腰、骶、臀、股部疼痛，下肢瘫痪，痔疮。

37. 殷门（Yīnmén）（BL 37）

【标准定位】在股后区，臀沟下6寸，股二头肌与半腱肌之间。
【主治】腰、骶、臀、股部疼痛，下肢瘫痪。

38. 浮郄（Fúxì）（BL 38）

【标准定位】在膝后区，腘横纹上1寸，股二头肌腱的内侧缘。
【主治】腰、骶、臀、股部疼痛，腘筋挛急，下肢瘫痪。

39. 委阳（Wěiyáng）（BL 39）

【标准定位】在膝部，腘横纹上，当股二头肌腱内侧缘。

【主治】小便淋沥，遗溺，癃闭，便秘。

40. 委中（Wěizhōng）（BL 40）

【标准定位】在膝后区，腘横纹中点。

【主治】本经脉所过部位的疾患：腰脊痛，尻股寒，髀枢痛，风寒湿痹，半身不遂，腘筋挛急，脚弱无力，脚气。

皮肤疾患：丹毒，疔疮，疖肿，肌衄，皮肤瘙痒。

肠胃疾患：腹痛，吐泻。

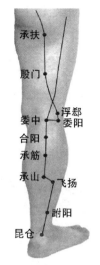

图 2-14　膀胱经下肢部穴位图

41. 附分（Fùfēn）（BL 41）

【标准定位】在脊柱区，第2胸椎棘突下，后正中线旁开3寸。

【主治】肩背拘急疼痛，颈项强痛，肘臂麻木疼痛。

42. 魄户（Pòhù）（BL 42）

【标准定位】在脊柱区，第3胸椎棘突下，后正中线旁开3寸。

【主治】肺痨，咳嗽，气喘，项强，肩背痛。

43. 膏肓（Gāohuāng）（BL 43）

【标准定位】在脊柱区，第4胸椎棘突下，后正中线旁开3寸。

【主治】本穴用于治疗各种中医辨证属慢性虚损的病证：肺痨，咳嗽，气喘，盗汗，健忘，遗精，完谷不化。

44. 神堂（Shéntáng）（BL 44）

【标准定位】在脊柱区，第5胸椎棘突下，后正中线旁开3寸。

【主治】同心俞。

45. 譩譆（Yìxǐ）（BL 45）

【标准定位】在脊柱区，第6胸椎棘突下，后正中线旁开3寸处。
【主治】咳嗽，气喘，肩背痛，季胁痛。

46. 膈关（Géguān）（BL 46）

【标准定位】在脊柱区，第7胸椎棘突下，后正中线旁开3寸。
【主治】饮食不下，呕吐，嗳气，胸中噎闷，脊背强痛。

47. 魂门（Húnmén）（BL 47）

【标准定位】在脊柱区，第9胸椎棘突下，后正中线旁开3寸处。
【主治】胸胁胀痛，饮食不下，呕吐，肠鸣泄泻，背痛。

48. 阳纲（Yánggāng）（BL 48）

【标准定位】在脊柱区，第10胸椎棘突下，后正中线旁开3寸。
【主治】泄泻，黄疸，腹痛，肠鸣，消渴。

49. 意舍（Yìshè）（BL 49）

【标准定位】在脊柱区，第11胸椎棘突下，后正中线旁开3寸处。
【主治】腹胀，泄泻，呕吐，纳呆。

50. 胃仓（Wèicāng）（BL 50）

【标准定位】在脊柱区，第12胸椎棘突下，后正中线旁开3寸处。
【主治】胃痛，小儿食积，腹胀，水肿，脊背痛。

51. 肓门（Huāngmén）（BL 51）

【标准定位】在腰区，第1腰椎棘突下，后正中线旁开3寸处。
【主治】痞块，妇人乳疾，上腹痛，便秘等。

52. 志室（Zhìshì）（BL 52）

【标准定位】在腰区，第2腰椎棘突下，后正中线旁开3寸处。

【主治】遗精，阳痿，阴痛水肿，小便不利，腰脊强痛。

53. 胞肓（Bāohuāng）（BL 53）

【标准定位】在骶区，横平第2骶后孔，骶正中嵴旁开3寸。

【主治】小便不利，腰脊痛，腹胀，肠鸣，便秘。

54. 秩边（Zhìbiān）（BL 54）

【标准定位】在骶区，横平第4骶后孔，骶正中嵴旁开3寸。

【主治】腰骶痛，下肢痿痹，痔疾，大便不利，小便不利。

55. 合阳（Héyáng）（BL 55）

【标准定位】在小腿后区，腘横纹下2寸，腓肠肌内、外侧头之间。

【主治】腰脊痛，下肢酸痛，痿痹，崩漏，带下。

56. 承筋（Chéngjīn）（BL 56）

【标准定位】小腿后区，腘横纹下5寸，腓肠肌两肌腹之间。

【主治】小腿痛，腰脊拘急，转筋，痔疮。

57. 承山（Chéngshān）（BL 57）

【标准定位】在小腿后区，腓肠肌两肌腹与肌腱交角处。

【主治】痔疮，便秘，腰背疼，腿痛。

58. 飞扬（Fēiyáng）（BL 58）

【标准定位】在小腿后区，昆仑（BL 60）直上7寸，腓肠肌外下缘与跟腱移行处。

【主治】腰腿痛，膝胫无力，小腿酸痛。

59. 跗阳（Fūyáng）（BL 59）

【标准定位】在小腿后区，昆仑（BL 60）直上3寸，腓骨与跟腱之间。

【主治】本经脉所过部位的疾患：腰、骶、髋、股后外疼痛。

60. 昆仑（Kūnlún）（BL 60）

【标准定位】在踝区，外踝尖与跟腱之间的凹陷中。

【主治】头痛，腰骶疼痛。

61. 仆参（Púcān）（BL 61）

【标准定位】在跟区，昆仑（BL 60）直下，跟骨外侧，赤白肉际处。

【主治】下肢痿弱，足跟痛。

62. 申脉（Shēnmài）（BL 62）

【标准定位】在踝区，外踝尖直下，外踝下缘与跟骨之间凹陷中。

【主治】神志疾患：失眠，癫狂，痫证，中风不省人事。头面五官疾患：偏正头痛，眩晕。

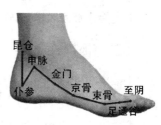

图 2-15　膀胱经足背部穴位图

63. 金门（Jīnmén）（BL 63）

【标准定位】在足背，外踝前缘直下，第5跖骨粗隆后方，骰骨下缘凹陷中。

【主治】头风，足部扭伤。

64. 京骨（Jīnggǔ）（BL 64）

【标准定位】在跖区，第5跖骨粗隆前下方，赤白肉际处。

【主治】头痛，眩晕。

65. 束骨（Shùgǔ）（BL 65）

【标准定位】在跖区，第5跖趾关节的近端，赤白肉际处。

【主治】头痛，目赤，痔疮，下肢后侧痛。

66. 足通谷（Zútōnggǔ）（BL 66）

【标准定位】在足趾，第5跖趾关节的远端，赤白肉际处。

【主治】头痛。

67. 至阴（Zhìyīn）（BL 67）

【标准定位】在足趾，小趾末节外侧，趾甲根角侧后方0.1寸（指寸）。

【主治】胎位不正，难产。

此经穴位见图2-12~图2-15。

足少阴肾经经穴

1. 涌泉（Yǒngquán）（KI 1）

【标准定位】在足底，屈足卷趾时足心最凹陷处。

【主治】神志疾患：尸厥，癫狂，痫证，善恐，善忘，小儿惊风。头面五官疾患：头痛，头晕，目眩，舌干，咽喉肿痛，鼻出血，喑不能言。胸肺疾患：喘逆，咳嗽短气，咯血，肺痨。前阴疾患：阳痿，经闭，难产，妇人无子。本经脉所过部位的疾患：足心热，五趾尽痛，下肢瘫痪，奔豚气。

2. 然谷（Rángǔ）（KI 2）

【标准定位】在足内侧，足舟骨粗隆下方，赤白肉际处。

【主治】月经不调，胸胁胀满。

3. 太溪（Tàixī）（KI 3）

【标准定位】在踝区，内踝尖与跟腱之间的凹陷中。

【主治】肾脏疾患：遗尿、癃闭，淋证，遗精，阳痿，小便频，水肿。妇人疾患：月经不调，经闭，带下，不孕。胸肺疾患：咳嗽，气喘，咯血。神志疾患：失眠，健忘，神经衰弱。五官疾患：

头痛，牙痛，咽喉肿痛，暴喑，鼻出血不止，耳鸣耳聋，青盲，夜盲，口中热。本经脉所过部位的疾患：内踝肿痛，足跟痛，下肢厥冷，腰痛，厥脊痛。其他：虚劳，脱证，脱发，咯血，消渴。

4. 大钟（Dàzhōng）（KI 4）

【标准定位】在跟区，内踝后下方，跟骨上缘，跟腱附着部前缘凹陷中。

【主治】咽喉肿痛，腰脊强痛。

5. 水泉（Shuǐquán）（KI 5）

【标准定位】在跟区，太溪（KI 3）直下1寸，跟骨结节内侧凹陷中。

【主治】小便不利，足跟痛。

6. 照海（Zhàohǎi）（KI 6）

【标准定位】在踝区，内踝尖下1寸，内踝下缘边际凹陷中。

【主治】头面五官疾患：咽喉肿痛暴喑。胸腹疾患：心痛，气喘，便秘，肠鸣泄泻。泌尿生殖疾患：月经不调，痛经，经闭，赤白带下，阴挺，阴痒，妇人血晕，胎衣不下，恶露不止，难产，疝气，淋病，遗精白浊，癃闭，小便频数，遗尿。神志疾患：痫病夜发，惊恐不安。

7. 复溜（Fùliū）（KI 7）

【标准定位】在小腿内侧，内踝尖上2寸，跟腱的前缘。

【主治】肾脏疾患：水肿，腹胀，腰脊强痛，腿肿。汗液疾患：盗汗，身热无汗，自汗。

8. 交信（Jiāoxìn）（KI 8）

【标准定位】在小腿内侧，内踝尖上2寸，胫骨内侧缘后际凹陷中。

【主治】月经不调，大便难，赤白痢。

9. 筑宾（Zhùbīn）（KI 9）

【标准定位】在小腿内侧，太溪（KI 3）直上5寸，比目鱼肌与跟腱之间。

【主治】脚软无力，足踹痛，小腿内侧痛。

10. 阴谷（Yīngǔ）（KI 10）

【标准定位】在膝后区，腘横纹上，半腱肌肌腱外侧缘。

【主治】遗精，阳痿。

11. 横骨（Hénggǔ）（KI 11）

【标准定位】在下腹部，脐中下5寸，前正中线旁开0.5寸。

【主治】腹胀，腹痛，泄泻，便秘。

12. 大赫（Dàhè）（KI 12）

【标准定位】在下腹部，脐中下4寸，前正中线旁开0.5寸。

【主治】遗精，月经不调，子宫脱垂，痛经，不孕，带下。

13. 气穴（Qìxué）（KI 13）

【标准定位】在下腹部，脐中下3寸，前正中线旁开0.5寸。

【主治】妇科系统疾病：月经不调，痛经，带下，不孕症。泌尿生殖系统疾病：小便不通，遗精，阳痿，阴茎痛。

14. 四满（Sìmǎn）（KI 14）

【标准定位】在下腹部，脐中下2寸，前正中线旁开0.5寸。

【主治】妇科系统疾病：月经不调，痛

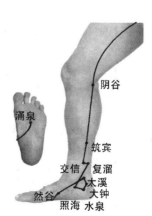

图2-16 肾经四肢部穴位图

经，不孕症，带下。泌尿生殖系统疾病：遗尿，遗精，水肿。消化系统疾病：小腹痛、便秘。

15. 中注（Zhōngzhù）（KI 15）

【标准定位】在下腹部，脐中下1寸，前正中线旁开0.5寸。
【主治】腹胀，呕吐，泄泻，痢疾。

16. 肓俞（Huāngshū）（KI 16）

【标准定位】在腹中部，脐中旁开0.5寸。
【主治】腹痛绕脐，腹胀，呕吐，泄泻，痢疾，便秘。

17. 商曲（Shāngqū）（KI 17）

【标准定位】在上腹部，脐中上2寸，前正中线旁开0.5寸。
【主治】腹痛绕脐，腹胀，呕吐，泄泻，痢疾，便秘。

18. 石关（Shíguān）（KI 18）

【标准定位】在上腹部，脐中上3寸，前正中线旁开0.5寸。
【主治】经闭，带下，妇人产后恶露不止，阴门瘙痒。

19. 阴都（Yīndū）（KI 19）

【标准定位】在上腹部，脐中上4寸，前正中线旁开0.5寸。
【主治】腹胀，肠鸣，腹痛，便秘，妇人不孕。

20. 腹通谷（Fùtōnggǔ）（KI 20）

【标准定位】在上腹部，脐中上5寸，前正中线旁开0.5寸。
【主治】腹痛，腹胀，呕吐，胸痛，心痛，心悸。

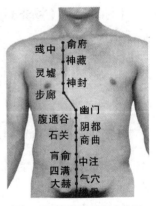

图2-17　肾经胸腹部穴位图

21. 幽门（Yōumén）（KI 21）

【标准定位】在上腹部，脐中上6寸，前正中线旁开0.5寸。
【主治】腹痛，呕吐，消化不良，泄泻，痢疾。

22. 步廊（Bùláng）（KI 22）

【标准定位】在胸部，第5肋间隙，前正中线旁开2寸。
【主治】咳嗽，哮喘，胸痛，乳痈。

23. 神封（Shénfēng）（KI 23）

【标准定位】在胸部，第4肋间隙，前正中线旁开2寸。
【主治】咳嗽，哮喘，呕吐，胸痛，乳痈。

24. 灵墟（Língxū）（KI 24）

【标准定位】在胸部，第3肋间隙，前正中线旁开2寸。
【主治】咳嗽，哮喘，胸痛，乳痈。

25. 神藏（Shéncáng）（KI 25）

【标准定位】在胸部，第2肋间隙，前正中线旁开2寸。
【主治】咳嗽，哮喘，胸痛。

26. 彧中（Yùzhōng）（KI 26）

【标准定位】在胸部，第1肋间隙，前正中线旁开2寸。
【主治】咳嗽，哮喘，胸胁胀满，不嗜食。

27. 俞府（Shūfǔ）（KI 27）

【标准定位】在胸部，锁骨下缘，前正中线旁开2寸。
【主治】咳嗽，哮喘，呕吐，胸胁胀满，不嗜食。
此经穴位见图2-16、图2-17。

手厥阴心包经经穴

1. 天池（Tiānchí）（PC 1）

【标准定位】在胸部，第4肋间隙，前正中线旁开5寸。
【主治】咳嗽，哮喘，呕吐，胸痛，胸闷。

2. 天泉（Tiānquán）（PC 2）

【标准定位】在臂前区，腋前纹头下2寸，肱二头肌的长、短头之间。
【主治】上臂内侧痛，胸胁胀满，胸背痛。

3. 曲泽（Qūzé）（PC 3）

【标准定位】在肘前区，肘横纹上，肱二头肌腱的尺侧缘凹陷中。
【主治】霍乱，肘臂掣痛不伸，痧证，风疹。

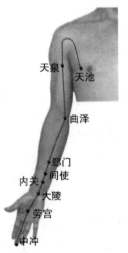

图2-18　心包经穴位图

4. 郄门（Xìmén）（PC 4）

【标准定位】在前臂前区，腕掌侧远端横纹上5寸，掌长肌腱与桡侧腕屈肌腱之间。
【主治】心痛，心悸。

5. 间使（Jiānshǐ）（PC 5）

【标准定位】在前臂前区，腕掌侧远端横纹上3寸，掌长肌腱与桡侧腕屈肌腱之间。
【主治】疟疾。

6. 内关（Nèiguān）（PC 6）

【标准定位】在前臂前区，腕掌侧远端横纹上2寸，掌长肌腱与桡侧腕屈肌腱之间。

【主治】心神血脉疾患：心痛，心悸，善惊，烦心，失眠，脏躁，癫痫，狂妄。脾胃疾患：胃脘疼痛，呕吐，呃逆。其他：哮

刺血疗法治百病

喘，肘臂挛痛，产后血晕。

7. 大陵（Dàlíng）（PC 7）

【标准定位】在腕前区，腕掌侧远端横纹中，掌长肌腱与桡侧腕屈肌腱之间。

【主治】喜笑不休，狂言不乐，脏躁。

8. 劳宫（Láogōng）（PC 8）

【标准定位】在掌区，横平第3掌指关节近端，第2、3掌骨之间偏于第3掌骨。

【主治】心烦善怒，喜笑不休，癫狂，小儿惊厥。

9. 中冲（Zhōngchōng）（PC 9）

【标准定位】在手指，中指末端最高点。

【主治】心神疾患：心痛，心烦，中风，晕厥，中暑。热病：热病汗不出。其他：目赤，舌本痛，小儿夜啼。

此经穴位见图2-18。

手少阳三焦经经穴

1. 关冲（Guānchōng）（TE 1）

【标准定位】在手指，第4指末节尺侧，指甲根角侧上方0.1寸（指寸）。

【主治】寒热头痛，热病汗不出。

2. 液门（Yèmén）（TE 2）

【标准定位】在手背，当第4、5指间，指蹼缘后方赤白肉际处。

【主治】热病汗不出，寒热头痛，疟疾。

3. 中渚（Zhōngzhǔ）（TE 3）

【标准定位】在手背，第4、5掌骨间，掌指关节近端凹陷中。

【主治】耳聋，耳鸣。

4. 阳池（Yángchí）（TE 4）

【标准定位】在腕后区，腕背侧远端横纹上，指伸肌腱的尺侧缘凹陷中。

【主治】腕关节红肿不得屈伸，消渴。

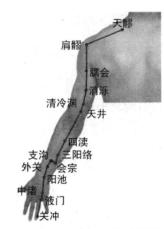

图2-19 三焦经四肢部穴位图

5. 外关（Wàiguān）（TE 5）

【标准定位】在前臂后区，腕背侧远端横纹上2寸，尺骨与桡骨间隙中点。

【主治】外感疾患：热病，感冒。头面耳目疾患：头痛，耳鸣。其他：急惊风，胸胁痛，肘臂屈伸不利。

6. 支沟（Zhīgōu）（TE 6）

【标准定位】在前臂后区，腕背侧远端横纹上3寸，尺骨与桡骨间隙中点。

【主治】胸胁痛，大便不通。

7. 会宗（Huìzōng）（TE 7）

【标准定位】在前臂后区，腕背侧远端横纹上3寸，尺骨的桡侧缘。

【主治】头耳疾患：偏头痛，耳聋，耳鸣。本经脉所过部位的疾患：肌肤疼痛，咳喘胸满，臂痛。

8. 三阳络（Sānyángluò）（TE 8）

【标准定位】在前臂后区，腕背侧远端横纹上4寸，尺骨与桡骨

刺血
疗法治百病

间隙中点。

【主治】臂痛，脑血管病后遗症。

9. 四渎（Sìdú）（TE 9）

【标准定位】在前臂后区，肘尖下5寸，尺骨与桡骨间隙中点。
【主治】暴喑，耳聋，下牙痛，眼疾。

10. 天井（Tiānjǐng）（TE 10）

【标准定位】在肘后区，肘尖上1寸凹陷中。
【主治】暴喑，眼疾。

11. 清冷渊（Qīnglěngyuān）（TE 11）

【标准定位】在臂后区，肘尖与肩峰角连线上，肘尖上2寸。
【主治】臂痛，头项痛，眼疾。

12. 消泺（Xiāoluò）（TE 12）

【标准定位】在臂后区，肘尖与肩峰角连线上，肘尖上5寸。
【主治】头项强痛，臂痛，头痛，齿痛。

13. 臑会（Nàohuì）（TE 13）

【标准定位】在臂后区，肩峰角下3寸，三角肌的后下缘。
【主治】肩胛肿痛，肩臂痛，瘿气，瘰疬。

14. 肩髎（Jiānliáo）（TE 14）

【标准定位】在三角肌区，肩峰角与肱骨大结节两骨间凹陷中。
【主治】肩胛肿痛，肩臂痛，瘿气，瘰疬。

15. 天髎（Tiānliáo）（TE 15）

【标准定位】在肩胛区，肩胛骨上角骨际凹陷中。
【主治】肩臂痛，颈项强痛，胸中烦满。

16. 天牖（Tiānyǒu）（TE 16）

【标准定位】在肩胛区，横平下颌角，胸锁乳突肌的后缘凹陷中。

【主治】头痛，头晕，突发性聋，项强。

17. 翳风（Yìfēng）（TE 17）

【标准定位】在颈部，耳垂后方，乳突下端前方凹陷中。

【主治】耳部疾患：耳鸣，耳聋，中耳炎。面颊部疾患：口眼㖞斜，牙关紧闭，齿痛，颊肿。

18. 瘈脉（Chìmài）（TE 18）

【标准定位】在头部，乳突中央，角孙至翳风沿耳轮弧形连线的上2/3下1/3交点处。

【主治】耳鸣，小儿惊厥。

19. 颅息（Lúxī）（TE 19）

【标准定位】在头部，角孙至翳风沿耳轮弧形连线的上1/3下2/3交点处。

【主治】耳鸣，头痛，耳聋，小儿惊厥，呕吐，泄泻。

20. 角孙（Jiǎosūn）（TE 20）

【标准定位】在头部，耳尖正对发际处。

【主治】耳部肿痛，目赤肿痛，齿痛，头痛，项强。

21. 耳门（Ěrmén）（TE 21）

【标准定位】在耳区，耳屏上切迹与下颌骨髁突之间的凹陷中。

【主治】耳鸣，耳聋，聤耳，齿痛，颈颌肿等。

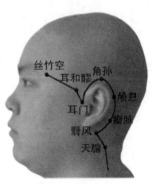

图2-20 三焦经头部穴位图

22. 耳和髎（Ěrhéliáo）（TE 22）

【标准定位】在头部，鬓发后缘，耳廓根的前方，颞浅动脉的后缘。

【主治】牙关拘急，口眼㖞斜，头重痛，耳鸣，颌肿，鼻准肿痛等。

23. 丝竹空（Sīzhúkōng）（TE 23）

【标准定位】在面部，眉梢凹陷中。

【主治】头部疾患：头痛，齿痛，癫痫。眼目疾患：目眩，目赤肿痛，眼睑瞤动。

此经穴位见图2-19、图2-20。

足少阳胆经经穴

1. 瞳子髎（Tóngzǐliáo）（GB 1）

【标准定位】在面部，目外眦外侧0.5寸凹陷中。

【主治】头面疾患：头痛眩晕，口眼㖞斜。眼目疾患：目痛，目翳，迎风流泪，目多眵，目生翳膜。

2. 听会（Tīnghuì）（GB 2）

【标准定位】在面部，耳屏间切迹与下颌骨髁突之间的凹陷中。

【主治】头面疾患：头痛眩晕，口眼㖞斜。耳目疾患：耳鸣，耳聋。

3. 上关（Shàngguān）（GB 3）

【标准定位】在面部，颧弓上缘中央凹陷中。

【主治】头痛眩晕，耳鸣，耳聋。

4. 颔厌（Hànyàn）（GB 4）

【标准定位】在头部，从头维（ST 8）至曲鬓（GB 7）的弧形连线（其弧度与鬓发弧度相应）的上1/4与下3/4的交点处。

【主治】头痛眩晕，耳鸣，耳聋。

5. 悬颅（Xuánlú）（GB 5）

【标准定位】在头部，从头维（ST 8）至曲鬓（GB 7）的弧形连线（其弧度与鬓发弧度相应）的中点处。

【主治】偏头痛。

6. 悬厘（Xuánlí）（GB 6）

【标准定位】在头部，从头维（ST 8）至曲鬓（GB 7）的弧形连线（其弧度与鬓发弧度相应）的上3/4与下1/4的交点处。

【主治】头痛眩晕。

7. 曲鬓（Qūbìn）（GB 7）

【标准定位】在头部，耳前鬓角发际后缘与耳尖水平线的交点处。

【主治】头痛眩晕。

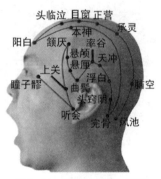

图2-21 胆经头面部穴位图

8. 率谷（Shuàigǔ）（GB 8）

【标准定位】在头部，耳尖直上入发际1.5寸。

【主治】头痛，眩晕，小儿惊风。

9. 天冲（Tiānchōng）（GB 9）

【标准定位】在头部，耳根后缘直上，入发际2寸。

【主治】头痛眩晕。

10. 浮白（Fúbái）（GB 10）

【标准定位】在头部，耳后乳突的后上方，从天冲（GB 9）与完骨（GB 12）弧形连线（其弧度与鬓发弧度相应）的上1/3与下2/3交点处。

【主治】头痛，颈项强痛。

11. 头窍阴（Tóuqiàoyīn）（GB 11）

【标准定位】在头部，耳后乳突的后上方，当天冲（GB 9）与完骨（GB 12）的弧形连线（其弧度与耳廓弧度相应）的上2/3与下1/3交点处。

【主治】头面疾患：头痛眩晕，癫痫，口眼㖞斜。耳目疾患：耳鸣，耳聋，目痛，齿痛。其他：胸胁痛、口苦。

12. 完骨（Wángǔ）（GB 12）

【标准定位】在头部，耳后乳突的后下方凹陷中。

【主治】头痛眩晕，耳鸣，耳聋。

13. 本神（Běnshén）（GB 13）

【标准定位】在头部，前发际上0.5寸，头正中线旁开3寸。

【主治】头痛，眩晕，颈项强急。

14. 阳白（Yángbái）（GB 14）

【标准定位】在头部，眉上一寸，瞳孔直上。

【主治】头痛，眩晕，颈项强急。

15. 头临泣（Tóulínqì）（GB 15）

【标准定位】在头部，前发际上0.5寸，瞳孔直上。

【主治】头痛目眩，目赤肿痛，耳鸣耳聋，卒中不省人事。

16. 目窗（Mùchuāng）（GB 16）

【标准定位】在头部，前发际上1.5寸，瞳孔直上。

【主治】头痛头晕，小儿惊痫。

17. 正营（Zhèngyíng）（GB 17）

【标准定位】在头部，前发际上2.5寸，瞳孔直上。

【主治】头痛头晕，面目浮肿，目赤肿痛。

18. 承灵（Chénglíng）（GB 18）

【标准定位】在头部，前发际上4寸，瞳孔直上。

【主治】头痛，癫痫，惊悸。

19. 脑空（Nǎokōng）（GB 19）

【标准定位】枕外隆凸的上缘外侧，头正中线旁开2.25寸，平脑户穴。

【主治】头通，眩晕，颈项强痛，癫痫，惊悸。

20. 风池（Fēngchí）（GB 20）

【标准定位】在颈后区，枕骨之下，胸锁乳突肌上端与斜方肌上端之间的凹陷中。

【主治】外感疾患：头痛发热，洒淅振寒，热病汗不出，颈项强痛。头目疾患：头痛头晕，目赤肿痛，迎风流泪，翳膜遮睛，目视不明，雀目，青盲，面肿，口㖞。耳鼻疾患：鼻渊，鼻出血，耳鸣耳聋。神志疾患：失眠，癫痫，中风昏迷，气厥。

21. 肩井（Jiānjǐng）（GB 21）

【标准定位】在肩胛区，第7颈椎棘突与肩峰最外侧点连线的中点。

【主治】肩臂疼痛，乳腺炎。

22. 渊腋（Yuānyè）（GB 22）

【标准定位】在胸外侧区，第4肋间隙中，在腋中线上。

【主治】胸满，胁痛，腋下肿，臂痛不举等症。

23. 辄筋（Zhéjīn）（GB 23）

【标准定位】在胸外侧区，第4肋间隙中，腋中线前1寸。
【主治】胸胁痛，腋肿，咳嗽，气喘，呕吐，吞酸。

24. 日月（Rìyuè）（GB 24）

【标准定位】在胸部，第7肋间隙，前正中线旁开4寸。
【主治】呃逆，翻胃吞酸。

25. 京门（Jīngmén）（GB 25）

【标准定位】在上腹部，第12肋骨游离端下际。
【主治】胁肋痛，腹胀，腰脊痛。

26. 带脉（Dàimài）（GB 26）

【标准定位】在侧腹部，第11肋骨游离端垂线与脐水平线的交点上。
【主治】妇人少腹痛，月经不调，赤白带下，经闭，痛经，不孕。

27. 五枢（Wǔshū）（GB 27）

【标准定位】在下腹部，横平脐下3寸，髂前上棘内侧。
【主治】少腹痛，月经不调，赤白带下。

28. 维道（Wéidào）（GB 28）

【标准定位】在下腹部，髂前上棘内下0.5寸。
【主治】月经不调，赤白带下。

29. 居髎（Jūliáo）（GB 29）

【标准定位】在臀区，髂前上棘与股骨大转子最凸点连线的中点处。
【主治】腰腿痹痛，瘫痪，足痿，疝气。

30. 环跳（Huántiào）（GB 30）

【标准定位】在臀区，股骨大转子最凸点与骶管裂孔连线上的外1/3与2/3交点处。

【主治】腰腿疼痛：腰胯疼痛，挫闪腰痛，下肢痿痹，膝踝肿痛。其他：遍身风疹，半身不遂。

31. 风市（Fēngshì）（GB 31）

【标准定位】在股部，直立垂手，掌心贴于大腿时，中指尖所指凹陷中，髂胫束后缘。

【主治】中风半身不遂，下肢痿痹，遍身瘙痒。

32. 中渎（Zhōngdú）（GB 32）

【标准定位】在股部，腘横纹上7寸，髂胫束后缘。

【主治】下肢痿痹，麻木，半身不遂等。

33. 膝阳关（Xīyángguān）（GB 33）

【标准定位】在膝部，股骨外上髁后上缘，股二头肌腱与髂胫束之间的凹陷中。

【主治】膝髌肿痛，腘筋挛急，小腿麻木等。

34. 阳陵泉（Yánglíngquán）（GB 34）

【标准定位】在小腿外侧，腓骨头前下方凹陷中。

【主治】头面疾患：头痛，耳鸣，耳聋，目痛，颊肿。胸部疾患：胸胁痛，乳肿痛，气喘，咳逆。胆肝疾患：胸胁支满，胁肋疼痛，呕吐胆汁，寒热往来，黄疸。本经脉所过部位的疾患：膝肿痛，下肢痿痹、麻木，脚胫酸痛，筋挛，筋软，筋缩，筋紧，脚气，半身不遂。其他：虚劳失精，小便不禁，遗尿。

35. 阳交（Yángjiāo）（GB 35）

【标准定位】在小腿外侧，外踝尖上7寸，腓骨后缘。

【主治】膝痛，足胫痿痹。

36. 外丘（Wàiqiū）（GB 36）

【标准定位】在小腿外侧，外踝尖上7寸，腓骨前缘。

【主治】癫疾呕沫。

37. 光明（Guāngmíng）（GB 37）

【标准定位】在小腿外侧，外踝尖上5寸，腓骨前缘。
【主治】目赤肿痛，视物不明。

38. 阳辅（Yángfǔ）（GB 38）

【标准定位】在小腿外侧，外踝尖上4寸，腓骨前缘。
【主治】胸胁痛，下肢外侧痛。

39. 悬钟（Xuánzhōng）（GB 39）

【标准定位】在小腿外侧，外踝尖上3寸，腓骨前缘。
【主治】筋骨病：颈项强，四肢关节酸痛，半身不遂，筋骨挛痛，脚气，躄足，跟骨痛，附骨疽。胸胁疾患：瘰疬，腋肿，心腹胀满，胸胁疼痛。其他：头晕，失眠，记忆减退，耳鸣耳聋，高血压。

40. 丘墟（Qiūxū）（GB 40）

【标准定位】在踝区，外踝的前下方，趾长伸肌腱的外侧凹陷中。
【主治】胸胁痛。

41. 足临泣（Zúlínqì）（GB 41）

【标准定位】在足背，第4、5跖骨底结合部的前方，第5趾长伸肌腱外侧凹陷中。
【主治】头面五官疾患：头痛目眩，目赤肿痛，颔痛，齿痛，咽肿，耳聋。胸胁疾患：乳痛，呼吸困难，腋下肿，胁肋痛。本经脉所过部位的疾患：足跗肿痛，髀枢痛，膝踝关节痛，足背红肿。

42. 地五会（Dìwǔhuì）（GB 42）

【标准定位】在足背，第4、5跖骨间，第4跖趾关节近端凹陷中。
【主治】头痛目眩，目赤肿痛，咽肿，耳聋。

43. 侠溪（Xiáxī）（GB 43）

【标准定位】在足背，第4、5趾间，趾蹼缘后方赤白肉际处。

【主治】头痛，耳鸣，耳聋，目痛，颊肿。

44. 足窍阴（Zúqiàoyīn）（GB 44）

【标准定位】在足趾，第4趾末节外侧，趾甲根角侧后方0.1寸（指寸）。

【主治】偏头痛，目赤肿痛，耳鸣，耳聋，胸胁痛。

此经穴位见图2-21、图2-22。

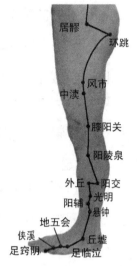

图2-22　胆经四肢部穴位图

足厥阴肝经经穴

1. 大敦（Dàdūn）（LR 1）

【标准定位】在足趾，大趾末节外侧，趾甲根角侧后方0.1寸（指寸）。

【主治】妇人疾患：经闭，崩漏，阴挺。前阴疾患：疝气，遗尿，癃闭。

2. 行间（Xíngjiān）（LR 2）

【标准定位】在足背，第1、2趾间，趾蹼缘后方赤白肉际处。

【主治】头面五官疾患：头痛、眩晕、目赤痛，青盲，口㖞，耳鸣耳聋。心胸肺胁疾患：胸胁胀痛，咳嗽气喘，心烦，失眠。风证：中风，癫痫，瘛疭。血证：咯血，吐血，鼻出血。前阴疾患：阴中痛，淋疾，遗精，阳痿，外阴瘙痒。妇人疾患：痛经，崩漏，月经过多，闭经，带下。

3. 太冲（Tàichōng）（LR 3）

【标准定位】在足背，当第1、2跖骨间，跖骨底结合部前方凹陷中，或触及动脉搏动。

【主治】肝肾疾患：阴痛，精液不足，狐疝，遗尿，癃闭，小便赤，淋病，呕吐，胸胁支满，绕脐腹痛，飧泄。妇人疾患：月经不调，痛经，经闭，崩漏，带下，难产，乳痈。本经脉所过部位的疾患：筋挛，腿软无力，脚气红肿，五趾拘急，喉痛嗌干，口中烂，口喎，头昏目痛，头痛。神志疾患：小儿惊风，癫痫，心烦，失眠。其他：腰脊疼痛，瘰疬。

4. 中封（Zhōngfēng）（LR 4）

【标准定位】在踝区，内踝前，胫骨前肌腱的内侧缘凹陷处。
【主治】内踝肿痛，足冷，少腹痛，嗌干。

5. 蠡沟（Lígōu）（LR 5）

【标准定位】在小腿内侧，内踝尖上5寸，胫骨内侧面的中央。
【主治】疝气，遗尿，癃闭，阴痛阴痒，月经不调，赤白带下，阴挺，崩漏。

6. 中都（Zhōngdū）（LR 6）

【标准定位】在小腿内侧，内踝尖上7寸，胫骨内侧面的中央。
【主治】疝气，遗精，崩漏，恶露不尽。

7. 膝关（Xīguān）（LR 7）

【标准定位】在膝部，胫骨内侧髁的下方，阴陵泉（SP 9）后1寸。
【主治】膝髌肿痛，历节风痛，下肢痿痹等。

8. 曲泉（Qūquán）（LR 8）

【标准定位】在膝部，腘横纹内侧端，半腱肌肌腱内缘凹陷中。

【主治】阳痿。

9. 阴包（Yīnbāo）（LR 9）

【标准定位】在股前区，髌底上4寸，股内肌与缝匠肌之间。

【主治】月经不调，腰骶痛引小腹等。

10. 足五里（Zúwǔlǐ）（LR 10）

【标准定位】在股前区，气冲（ST 30）直下3寸，动脉搏动处。

【主治】小便不通。

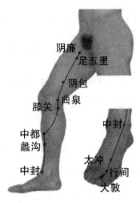

图 2-23　肝经四肢部穴位图

11. 阴廉（Yīnlián）（LR 11）

【标准定位】在股前区，气冲（ST 30）直下2寸。

【主治】月经不调，赤白带下，少腹疼痛。

12. 急脉（Jímài）（LR 12）

【标准定位】在腹股沟区，横平耻骨联合上缘，前正中线旁开2.5寸处。

【主治】少腹痛，疝气，阴茎痛等。

13. 章门（Zhāngmén）（LR 13）

【标准定位】在侧腹部，第11肋游离端的下际。

【主治】脘腹胀满，胸胁支满。

14. 期门（Qīmén）（LR 14）

【标准定位】在胸部，第6肋间隙，前正中线旁开4寸。

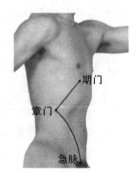

图 2-24　肝经胸腹部穴位图

【主治】胸胁支满，呕吐呃逆。

此经穴位见图2-23、图2-24。

督脉经穴

1. 长强（Chángqiáng）（DU 1）

【标准定位】在会阴区，尾骨下方，尾骨端与肛门连线的中点处。

【主治】泄泻，便秘，便血，痔疾，脱肛。

2. 腰俞（Yāoshū）（DU 2）

【标准定位】在骶区，正对骶管裂孔，后正中线上。

【主治】泄泻，便秘，便血，痔疾，尾骶痛。

3. 腰阳关（Yāoyángguān）（DU 3）

【标准定位】在脊柱区，第4腰椎棘突下凹陷中，后正中线上。

【主治】腰骶痛，下肢痿痹，遗精，阳痿，月经不调。

4. 命门（Mìngmén）（DU 4）

【标准定位】在脊柱区，第2腰椎棘突下四陷中，后正中线上。

【主治】生殖疾患：遗精，阳痿，不孕，白浊，赤白带下。二便疾患：遗尿，小便不利，泄泻。腰骶、下肢疾患：腰脊强痛，虚损腰痛，下肢痿痹。其他：汗不出，寒热疟疾，小儿发痫。

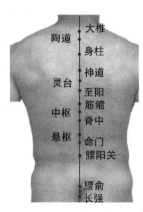

图2-25　督脉腰背部穴位图

5. 悬枢（Xuánshū）(DU 5)

【标准定位】在脊柱区，第1腰椎棘突下凹陷中，后正中线上。
【主治】腹痛，腹胀，完谷不化，泄泻，腰脊强痛。

6. 脊中（Jǐzhōng）(DU 6)

【标准定位】在脊柱区，第11胸椎棘突下凹陷中，后正中线上。
【主治】腹泻，痢疾，痔疮。

7. 中枢（Zhōngshū）(DU 7)

【标准定位】在脊柱区，第10胸椎棘突下凹陷中，后正中线上。
【主治】呕吐，腹满，胃痛，食欲不振，腰背痛。

8. 筋缩（Jīnsuō）(DU 8)

【标准定位】在脊柱区，第9胸椎棘突下凹陷中，后正中线上。
【主治】抽搐，脊强，四肢不收，筋挛拘急，癫痫，惊痫等。

9. 至阳（Zhìyáng）(DU 9)

【标准定位】在脊柱区，第7胸椎棘突下凹陷中，后正中线上。
【主治】胸胁胀痛，黄疸，腰痛，脊强。

10. 灵台（Língtái）(DU 10)

【标准定位】在脊柱区，第6胸椎棘突下凹陷中，后正中线上。
【主治】疔疮，咳嗽，气喘，项强，背痛。

11. 神道（Shéndào）(DU 11)

【标准定位】在脊柱区，第5胸椎棘突下凹陷中，后正中线上。
【主治】失眠健忘，肩背痛。

12. 身柱（Shēnzhù）(DU 12)

【标准定位】在脊柱区，第3胸椎棘突下凹陷中，后正中线上。

【主治】咳嗽，气喘，疔疮发背。

13. 陶道（Táodào）（DU 13）

【标准定位】在脊柱区，第1胸椎棘突下凹陷中，后正中线上。
【主治】恶寒发热。

14. 大椎（Dàzhuī）（DU 14）

【标准定位】在脊柱区，第7颈椎棘突下凹陷中，后正中线上。
【主治】外感疾患：发热恶寒，头项强痛，肩背痛，风疹。胸肺疾患：肺胀胁满，咳嗽喘急。心神疾患：癫狂，小儿惊风。本经脉循行所过部位的疾患：颈项强直，角弓反张，肩颈疼痛。

15. 哑门（Yǎmén）（DU 15）

【标准定位】在颈后区，第2颈椎棘突上际凹陷中，后正中线上。
【主治】喑哑，舌缓不语，重舌，失语。

16. 风府（Fēngfǔ）（DU 16）

【标准定位】在颈后区，枕外隆突直下，两侧斜方肌之间凹陷中。
【主治】外感疾患：太阳中风，头痛，振寒汗出。头项五官疾患：颈项强痛，目眩，鼻塞，鼻出血，咽喉肿痛，中风舌强难言。神志疾患：狂走，狂言，妄见。

17. 脑户（Nǎohù）（DU 17）

【标准定位】在头部，枕外隆凸的上缘凹陷中。
【主治】癫狂，痫证，眩晕，头重，头痛，项强等。

18. 强间（Qiángjiān）（DU 18）

【标准定位】在头部，后发际正中直上4寸。
【主治】头痛，目眩，口喎，痫证等。

19. 后顶（Hòudǐng）（DU 19）

【标准定位】在头部，后发际正中直上5.5寸。
【主治】项强，头痛，眩晕，心烦，失眠等。

20. 百会（Bǎihuì）（DU 20）

【标准定位】在头部，前发际正中直上5寸。
【主治】神志疾患：尸厥，惊悸，中风不语，瘈疭，癫痫，癔症，耳鸣，眩晕。脾气不升：脱肛，痔疾，阴挺。

21. 前顶（Qiándǐng）（DU 21）

【标准定位】在头部，前发际正中直上3.5寸。
【主治】癫痫，小儿惊风，头痛，头晕。

22. 囟会（Xìnhuì）（DU 22）

【标准定位】在头部，前发际正中直上2寸。
【主治】头痛，目眩。

23. 上星（Shàngxīng）（DU 23）

【标准定位】在头部，前发际正中直上1寸。
【主治】头痛，眩晕，目赤肿痛，鼻出血，鼻痛。

24. 神庭（Shéntíng）（DU 24）

【标准定位】在头部，前发际正中直上0.5寸。
【主治】神志疾患：角弓反张，癫狂，痫证，惊悸，失眠。头面五官疾患：头晕，目眩，鼻渊，鼻出血，鼻塞，流泪，目赤肿痛，目翳，雀目，吐舌。

25. 素髎（Sùliáo）（DU 25）

【标准定位】在面部，鼻尖的正中央。

【主治】惊厥，昏迷，新生儿窒息，鼻塞。

26. 水沟（Shuǐgōu）（DU 26）

【标准定位】在面部，人中沟的上1/3与中1/3交点处。

【主治】神志疾患：昏迷，晕厥，中暑，癫痫，急慢惊风，牙关紧闭，瘟疫，黄疸，霍乱。五官科系统疾病：齿痛，㖞癖，风水面肿，鼻塞，鼻出血等。其他：脊膂强痛，挫闪腰痛等。

27. 兑端（Duìduān）（DU 27）

【标准定位】在面部，上唇结节的中点。

【主治】昏迷，鼻塞等症。

28. 龈交（Yínjiāo）（DU 28）

【标准定位】在上唇内，上唇系带与上牙龈的交点。

【主治】癫狂，心烦，癔症。

此经穴位见图2-25、图2-26。

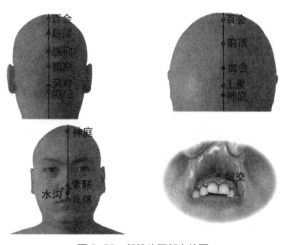

图2-26　督脉头面部穴位图

任脉经穴

1. 会阴（Huìyīn）（RN 1）

【标准定位】在会阴区。男性在阴囊根部与肛门连线的中点，女性在大阴唇后联合与肛门连线的中点。

【主治】阴部疾患：阴痒，阴痛，阴部汗湿，阴门肿痛，小便难，大便秘结，闭经，疝气。神志疾患：溺水窒息，产后昏迷不醒，癫狂。

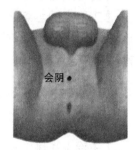

图 2-27　任脉会阴部穴位图

2. 曲骨（Qūgǔ）（RN 2）

【标准定位】在下腹部，耻骨联合上缘，前正中线上。

【主治】遗精，阳痿，月经不调，痛经，遗尿，带下，少腹胀满。

3. 中极（Zhōngjí）（RN 3）

【标准定位】在下腹部，脐中下4寸，前正中线上。

【主治】疝气偏坠，遗精，阴痛，阴痒。

4. 关元（Guānyuán）（RN 4）

【标准定位】在下腹部，脐中下3寸，前正中线上。

【主治】小腹疾患，妇人疾患，肠胃疾患，虚证。

5. 石门（Shímén）（RN 5）

【标准定位】在下腹部，当脐中下2寸，前正中线上。

【主治】经闭，带下。

6. 气海（Qìhǎi）（RN 6）

【标准定位】在下腹部，脐中下1.5寸，前正中线上。

【主治】小腹疾患，妇人疾患，肠胃疾患，虚证。

7. 阴交（Yīnjiāo）（RN 7）

【标准定位】在下腹部，脐中下1寸，前正中线上。
【主治】血崩，带下。

8. 神阙（Shénquè）（RN 8）

【标准定位】在脐区，脐中央。
【主治】各种脱证，虚寒厥逆，月经不调，崩漏，遗精，不孕，小便不禁等。

9. 水分（Shuǐfēn）（RN 9）

【标准定位】在上腹部，脐中上1寸，前正中线上。
【主治】水肿，泄泻，腹痛等。

10. 下脘（Xiàwǎn）（RN 10）

【标准定位】在上腹部，脐中上2寸，前正中线上。
【主治】腹痛，腹胀，呕吐，呃逆，泄泻等。

11. 建里（Jiànlǐ）（RN 11）

【标准定位】在上腹部，脐中上3寸，前正中线上。
【主治】胃脘痛，呕吐，食欲不振，肠中切痛。

12. 中脘（Zhōngwǎn）（RN 12）

【标准定位】在上腹部，脐中上4寸，前正中线上。
【主治】脾胃疾患。神志疾患：中暑，脏躁，癫狂，尸厥，头痛。其他：喘息不止，月经不调，经闭，妊娠恶阻。

13. 上脘（Shàngwǎn）（RN 13）

【标准定位】在上腹部，脐中上5寸，前正中线上。
【主治】胃脘疼痛，呕吐，呃逆，纳呆，痫疾。

14. 巨阙（Jùquè）（RN 14）

【标准定位】在上腹部，脐中上6寸，前正中线上。
【主治】胸痛，心痛。

15. 鸠尾（Jiūwěi）（RN 15）

【标准定位】在上腹部，剑胸结合部下1寸，前正中线上。
【主治】胸满咳逆。

16. 中庭（Zhōngtíng）（RN 16）

【标准定位】在胸部，剑胸结合中点处，前正中线上。
【主治】心痛，胸满等；噎膈，呕吐。

17. 膻中（Dànzhōng）（RN 17）

【标准定位】在胸部，横平第4肋间隙，前正中线上。
【主治】胸肺疾患：胸闷，气短，咳喘。其他：噎膈，产妇乳少，小儿吐乳。

18. 玉堂（Yùtáng）（RN 18）

【标准定位】在胸部，横平第3肋间隙，前正中线上。
【主治】咳嗽，气短喘息。

19. 紫宫（Zǐgōng）（RN 19）

【标准定位】在胸部，横平第2肋间隙，前正中线上。
【主治】咳嗽，气喘等；胸胁支满，胸痛等。

20. 华盖（Huágài）（RN 20）

【标准定位】在胸部，横平第1肋间隙，前正中线上。
【主治】咳嗽，气喘等；胸胁支

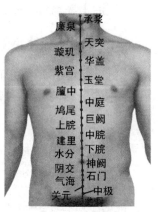

图2-28 任脉胸腹部穴位图

满，胸痛等。

21. 璇玑（Xuánjī）（RN 21）

【标准定位】在胸部，胸骨上窝下1寸，前正中线上。

【主治】咳嗽，气喘等；胸胁支满，胸痛等；咽喉肿痛等。

22. 天突（Tiāntū）（RN 22）

【标准定位】在颈前区，胸骨上窝中央，前正中线上。

【主治】胸肺疾患：哮喘，咳嗽，咯吐脓血。颈部疾患：暴喑，咽喉肿痛，瘿气，梅核气。其他：心与背相控而痛，瘾疹。

23. 廉泉（Liánquán）（RN 23）

【标准定位】在颈前区，喉结上方，舌骨上缘凹陷中，前正中线上。

【主治】舌喉疾患：舌下肿痛，舌纵涎下，舌强不语，暴喑，口舌生疮。

24. 承浆（Chéngjiāng）（RN 24）

【标准定位】在面部，颏唇沟的正中凹陷处。

【主治】中风昏迷，癫痫，口眼㖞斜，流涎。

此经穴位见图2-27、图2-28。

经外奇穴

（一）头颈部奇穴

1. 四神聪（Sìshéncōng）（EX-HN 1）

【标准定位】在头部，百会（GV 20）前、后、左、右各旁开1

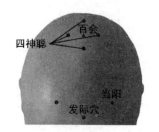

图2-29 四神聪、发际穴、当阳穴

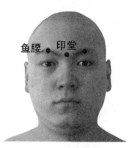

图2-30 印堂、鱼腰穴

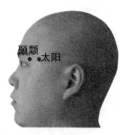

图2-31 太阳、颞颥穴

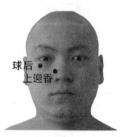

图2-32 球后、上迎香穴

寸，共4穴（图2-29）。

【主治】失眠，健忘，癫痫，头痛，眩晕，脑积水，大脑发育不全等。

2. 发际穴（Fàjixuè）

【标准定位】头额部，前发际之中点处（图2-29）。

【主治】失眠，健忘，癫痫，头痛，眩晕等。

3. 当阳（Dāngyáng）（EX-HN2）

【标准定位】在头部，瞳孔直上，前发际上1寸（图2-29）。

【主治】失眠，健忘，癫痫，头痛，眩晕等。

4. 印堂（Yìntáng）（EX-HN3）

【标准定位】在头部，两眉毛内侧端中间的凹陷中（图2-30）。

【主治】失眠，健忘，癫痫，头痛，眩晕等；鼻出血，目赤肿痛，三叉神经痛等。

5. 鱼腰（Yúyāo）（EX-HN4）

【标准定位】在额部，瞳孔直上，眉毛中（图2-30）。

【主治】眼睑瞤动，口眼㖞斜，眼睑下垂等；鼻出血，目赤肿痛，三叉神经痛等。

6. 太阳（Tàiyáng）（EX-HN 5）

【标准定位】在头部，眉梢与目外眦之间，向后约一横指的凹陷中（图2-31）。

【主治】失眠，健忘，癫痫，头痛，眩晕等；鼻出血，目赤肿痛，三叉神经痛等。

7. 颞颥（Nièrú）

【标准定位】当头面部，在眉毛外端与眼外眦角线边的中点处（图2-31）。

【主治】精神神经系统疾病：头痛，眩晕，面神经麻痹；其他：眼部疾患。

8. 球后（Qiúhòu）（EX-HN 7）

【标准定位】在面部，眶下缘外1/4与内3/4交界处（图2-32）。

【主治】五官科系统疾病：视神经炎，青光眼，内斜视，虹膜睫状体炎等。

9. 上迎香（Shàngyíngxiāng）（EX-HN 8）

【标准定位】在面部，鼻翼软骨与鼻甲的交界处，近鼻唇沟上端处（图2-32）。

【主治】五官科系统疾病：过敏性鼻炎，鼻窦炎，鼻出血，嗅觉减退等。

10. 内迎香（Nèiyíngxiāng）（EX-HN 9）

【标准定位】在鼻孔内，当鼻翼软骨与鼻甲交界的黏膜处（图2-33）。

【主治】精神神经系统疾病：头痛，眩晕，急惊风。五官科系统疾病：目赤肿痛，鼻炎，咽喉炎。其他：中暑。

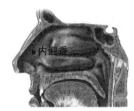

图2-33 内迎香穴

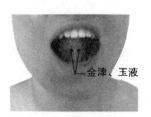

图 2-34 金津、玉液穴

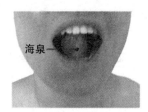

图 2-35 海泉穴

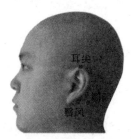

图 2-36 耳尖、翳明穴

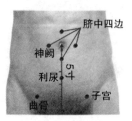

图 2-37 脐中四边、
利尿、子宫穴

11. 金津、玉液（Jīnjīn，Yùyè）（EX-HN 12，EX-HN 13）

【标准定位】在口腔内，舌下系带两旁的静脉上，左为金津，右为玉液（图2-34）。

【主治】五官科系统疾病：口腔炎，咽喉炎，扁桃体炎。其他：脑血管病后遗症语言障碍，呕吐，腹泻等。

12. 海泉（Hǎiquán）（EX-HN 11）

【标准定位】在口腔内，舌下系带中点处（图2-35）。

【主治】口舌生疮，呕吐，腹泻，高热神昏，睑腺炎，脑血管意外后遗症语言障碍，糖尿病等。

13. 耳尖（Ěrjiān）（EX-HN 6）

【标准定位】在耳区，在外耳轮的最高点（图2-36）。

【主治】五官科系统疾病：急性结膜炎，睑腺炎，沙眼。其他：头痛，咽喉炎，高热等。

14. 翳明（Yìmíng）（EX-HN 14）

【标准定位】在项部，翳风（TE 17）后1寸（图2-36）。

【主治】五官科系统疾病：远视，近视，夜盲症，白内障，青光眼，视神经萎缩，耳鸣。精神神经系统疾病：头痛，眩晕，失眠，精神病。

（二）胸腹部奇穴

1. 脐中四边（Qízhōngsìbiān）

【标准定位】位于腹中部，当脐中上、下、左、右各开1寸处（包括脐上水分和脐下阴交两个任脉经穴）（图2-37）。

【主治】消化系统疾病：胃痉挛，肠鸣音亢进，急慢胃肠炎，胃扩张，消化不良。其他：癫痫等。

2. 利尿（Lìniào）

【标准定位】在下腹部，神阙穴与耻骨联合上缘连线的中点取穴（图2-37）。

【主治】泌尿生殖系统疾病：尿潴留，泌尿系感染，遗尿。其他：急、慢性胃肠炎，胃下垂等。

3. 子宫（Zǐgōng）（EX-CA 1）

【标准定位】在下腹部，脐中下4寸，前正中线旁开3寸（图2-37）。

【主治】妇科系统疾病：月经不调，痛经，子宫脱垂，功能性子宫出血，不孕症，子宫内膜炎，盆腔炎。其他：肾盂肾炎，膀胱炎，阑尾炎等。

（三）项背腰部奇穴

1. 颈百劳（Jǐngbǎiláo）（EX-HN 15）

【标准定位】在颈部，第7颈椎棘突直上2寸，后正中线旁开1寸（图2-38）。

【主治】呼吸系统疾病：支气管炎，支气管哮喘，肺结核。其他：颈椎病等。

2. 定喘（Dìngchuǎn）（EX-B 1）

【标准定位】在脊柱区，横平第7颈椎棘突

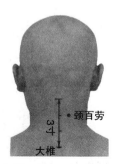

图2-38　颈百劳穴

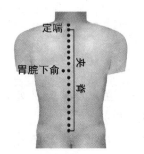

图2-39 定喘、胃脘下俞、夹脊穴

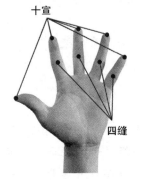

图2-40 十宣、四缝穴

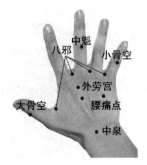

图2-41 八邪、大骨空、中魁、
小骨空、腰痛点、外劳宫、中泉穴

下，后正中线旁开0.5寸（图2-39）。

【主治】呼吸系统疾病：支气管炎，支气管哮喘，百日咳。其他：麻疹，肩背软组织疾患，落枕等。

3. 胃脘下俞（Wèiwǎnxiàshū）（EX-B 3）

【标准定位】在脊柱区，横平第8胸椎棘突下，后正中线旁开1.5寸（图2-39）。

【主治】消化系统疾病：胃炎，胰腺炎。其他：支气管炎，肋间胸膜炎，肋间神经痛等。

4. 夹脊（Jiājí）（EX-B 2）

【标准定位】在脊柱区，第1胸椎至第5腰椎棘突下两侧，后正中线旁开0.5寸，一侧17穴（图2-39）。

【主治】适应范围较大，其中上胸部的穴位治疗心、肺和上肢疾患；下胸部的穴位治疗胃肠疾患；腰部的穴位治疗腰、腹和下肢疾患。

（四）上肢部奇穴

1. 十宣（Shíxuān）（EX-UE 11）

【标准定位】在手指，十指尖端，距指甲游离缘0.1寸（指寸），左右共10穴（图2-40）。

【主治】精神神经系统疾病：昏迷，休克。其他：急性咽喉炎，急性胃肠炎，扁桃体炎，高血压等。

2. 四缝（Sìfèng）（EX-UE 10）

【标准定位】在手指，第2至第5指掌面的近侧指间关节横纹的中央，一手4穴（图2-40）。

【主治】百日咳，哮喘，小儿消化不良，肠蛔虫病。

3. 八邪（Bāxié）（EX-UE 9）

【标准定位】在手背，第1至第5指间。指蹼缘后方赤白肉际处，左右共8穴（图2-41）。

【主治】运动系统疾病：手指关节疾病，手指麻木。其他：头痛，咽痛。

4. 大骨空（Dàgǔkōng）（EX-UE 5）

【标准定位】在手指，拇指背面，指间关节的中点处（图2-41）。

【主治】五官科系统疾病：结膜炎，角膜炎，白内障，鼻出血等。其他：急性胃肠炎。

5. 中魁（Zhōngkuí）（EX-UE 4）

【标准定位】在手指，中指背面，近侧指间关节的中点处（图2-41）。

【主治】消化系统疾病：急性胃炎，贲门梗阻等。其他：鼻出血。

6. 小骨空（Xiǎogǔkōng）（EX-UE 6）

【标准定位】在手指，小指背面，近侧指间关节的中点处（图2-41）。

【主治】眼病，咽喉炎，掌指关节痛等。

7. 腰痛点（Yāotòngdiǎn）（EX-UE 7）

【标准定位】在手背，当第2、3掌骨及第4、5掌骨间，腕背侧远端横纹与掌指关节中点处，一侧2穴（图2-41）。

【主治】急性腰扭伤。

8. 外劳宫（Wàiláogōng）（EX-UE 8）

【标准定位】在手背，第2、3掌骨间，掌指关节后0.5寸（指寸）凹陷中（图2-41）。

【主治】运动系统疾病：颈椎病，落枕。其他：偏头痛，咽喉炎。

9. 中泉（Zhōngquán）（EX-UE 3）

【标准定位】在前臂后区，腕背侧远端横纹上，指总伸肌腱桡侧的凹陷中（图2-41）。

【主治】呼吸系统疾病：支气管炎，支气管哮喘。消化系统疾病：胃炎，肠炎等。

（五）下肢部奇穴

1. 气端（Qìduān）（EX-LE 12）

【标准定位】在足趾，十趾端的中央，距趾甲游离缘0.1寸（指寸），左右共10穴（图2-42）。

【主治】精神神经系统疾病：足趾麻木，脑血管意外急救。其他：睑腺炎。

2. 独阴（Dúyīn）（EX-LE 11）

【标准定位】在足底，第2趾的跖侧远端趾间关节的中点（图2-42）。

【主治】心绞痛，月经不调。

3. 里内庭（Lǐnèitíng）

【标准定位】在足掌面，第2、第3跖趾关节前方凹陷中（图2-42）。

【主治】癫痫，骨痉挛，足趾麻木。

4. 八风（Bāfēng）（EX-LE 10）

【标准定位】在足背，第1至第5趾间，趾

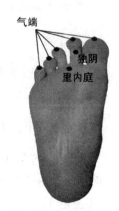

图2-42 气端、独阴、里内庭穴

蹼缘后方赤白肉际处，左右共8穴（图2-43）。

【主治】头痛，牙痛，胃痛，月经不调。

5. 阑尾穴（Lánwěixuè）（EX-LE 7）

【标准定位】在小腿外侧，髌韧带外侧凹陷下5寸，胫骨前嵴外一横指（图2-44）。

【主治】消化系统疾病：急、慢性阑尾炎，胃炎，消化不良。其他：下肢瘫痪。

6. 胆囊穴（Dǎnnángxuè）（EX-LE 6）

【标准定位】在小腿外侧，腓骨小头直下2寸（图2-44）。

【主治】消化系统疾病：急、慢性胆囊炎，胆石症，胆绞痛。其他：下肢瘫痪。

7. 内膝眼（Nèixīyǎn）（EX-LE 4）

【标准定位】在膝部，髌韧带两侧凹陷处的中央，在内侧的称内膝眼，在外侧的称外膝眼（图2-45）。

【主治】各种原因所致的膝关节炎，髌骨软化症等。

8. 鹤顶（Hèdǐng）（EX-LE 2）

【标准定位】在膝前区，髌底中点的上方凹陷处（图2-45）。

【主治】膝关节炎，脑血管病后遗症。

9. 百虫窝（Bǎichóngwō）（EX-LE 3）

【标准定位】在股前区，髌底内侧端上3寸（图2-45）。

【主治】皮肤疾病：荨麻疹，风疹，皮肤

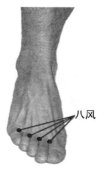

图2-43　八风穴

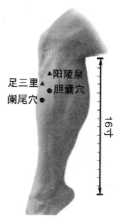

图2-44　阑尾穴、胆囊穴

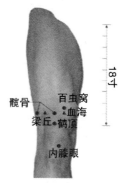

图2-45　内膝眼、鹤顶、
百虫窝、髋骨穴

瘙痒症，湿疹。其他：蛔虫病等。

10. 髋骨（Kuāngǔ）（EX-LE 1）

【标准定位】在股前区，当梁丘（ST 34）两旁各1.5寸，一侧2穴（图2-45）。

【主治】膝关节炎。

第三章

内科疾病刺血疗法

感冒

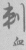

【概述】

感冒又称伤风，是由病毒或细菌引起的急性上呼吸道炎症。一年四季均可发病，但以春冬季及气候骤变时多发。主要临床表现为恶寒（恶风）、发热（体温一般不超过39℃）、鼻塞、流涕、喷嚏、声重、头痛、咽痛、咳嗽、全身酸痛、乏力、食欲减退等。如在一个时期内广泛流行，症状多类似，称为时行感冒。

【临床表现】

以鼻塞、流涕、咳嗽、头痛、恶寒发热、全身酸楚等为主症。

1. 风寒证

鼻塞，流清涕，咳嗽，痰液清稀，咽喉微痒，喷嚏，恶寒重，发热轻，无汗，头痛，肢体酸重，口不渴或渴喜热饮，舌苔薄白，脉浮或浮紧。

2. 风热证

鼻塞而干，少涕或流浓涕，咳嗽声重，咯痰色黄而黏，咽喉肿痛，恶寒轻，发热重，有汗热不解，头痛或昏胀，面红目赤，口干渴喜冷饮，尿黄、便干，舌苔薄黄，脉多浮数。

3. 暑湿证

咳声重浊不扬，咯吐白色黏痰，身热不扬，汗出不畅，肢体酸重，头昏重而胀，胸脘痞闷，纳呆，腹胀，大便溏泻，尿少、色黄，舌苔白腻或淡黄腻，脉濡。

【治疗】

处方一　大椎

操作：患者取俯卧位，常规消毒后，以三棱针点刺大椎穴2～3下，并挤捏穴位出血数滴，然后用适宜大小的玻璃罐采用闪火法拔罐，留罐5～10分钟（图3-1）。每天治疗1次，最长不超过3天。

适应证：本疗法治疗风热型感冒效果最好。凡感冒初期表证具备，用之皆效。但若邪已入里，或病程较长或风热表证不明显，效果较差。

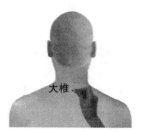

图3-1　三棱针点刺大椎穴

处方二　耳尖

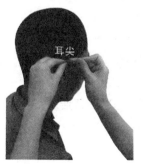

图3-2　三棱针点刺耳尖穴

操作：常规消毒后，用左手将耳尖穴之皮肤捏紧，右手拇、食、中指以执笔式持三棱针点刺1～2下，深0.5～1mm，然后术者用双手稍用力挤捏，每挤1滴血用酒精棉球擦净，反复挤压，直至血色变淡时停止，再用消毒干棉球按压针孔（图3-2）。每日1次，连续3～4次，双侧耳尖穴交替使用。

适应证：适用于流行性感冒和风热感冒。

处方三 大椎、太阳

操作：取仰卧位，先取两侧太阳穴，常规消毒后，用三棱针浅刺，每穴刺2~3下，挤出少量血液，然后用小玻璃罐采用闪火法拔罐，留罐3~5分钟，至出血停止即可起罐。而后取俯卧位，选定大椎穴，常规消毒后，用三棱针点刺3~5下，再用闪火法拔火罐，留罐5~10分钟（图3-1，图3-3）。隔日治疗1次。

适应证：适用于普通感冒。

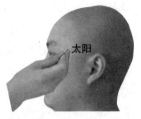

图3-3　三棱针点刺太阳穴

处方四 大椎、肺俞（双侧）、风门（双侧）

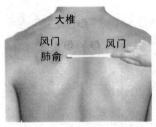

图3-4　梅花针叩刺大椎、
　　　　肺俞、风门

操作：常规消毒后，用梅花针轻度叩刺，以局部皮肤发红或隐隐出血为度，然后用适宜大小的玻璃罐采用闪火法拔罐，留罐5~10分钟（图3-4）。每天治疗1次，最长不超过3天。

适应证：适用于普通感冒。

慢性支气管炎

【概述】

慢性支气管炎是由于感染或非感染因素引起气管、支气管黏膜及其周围组织的慢性非特异性炎症。其病理特点是支气管腺体增生、黏液分泌增多。临床出现连续两年以上，每年持续3个月以上的咳嗽、咳痰或气喘等症状。早期症状轻微，多在冬季发作，春暖后缓解；晚期炎症加重，症状长年存在，不分季节。疾病进展又可并发阻塞性肺气肿、肺源性心脏病，严重影响劳动力和健康。属中医学"咳嗽"范畴。

【临床表现】

（1）以咳嗽、咯痰为主要症状或伴有喘息。

（2）每年发病持续3个月，并连续两年以上。

【治疗】

处方一　肺俞

操作：常规消毒，用三棱针点刺肺俞约0.2分深，然后用双手挤出鲜血后，用中号玻璃罐拔在穴位上，留罐5～10分钟（图3-5）。隔日治疗1次，10次为1个疗程。

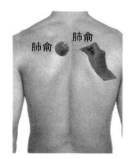

图3-5　三棱针点刺肺俞穴

处方二 脊柱两侧背俞穴（大杼–肾俞）

操作：常规消毒，用梅花针中度叩刺脊柱两侧背俞穴5～10遍，以皮肤红润、轻微渗血为度，再用闪火法拔罐5～10分钟（图3-6）。隔日治疗1次，10次为1个疗程。

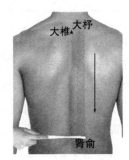

图3-6　梅花针叩打脊柱两侧背俞穴

处方三 肺俞、定喘、中府、膏肓、膻中

操作：常规消毒，用梅花针轻叩上述穴位，以皮肤红润、轻微渗血为度，再用闪火法拔罐5～10分钟（图3-7，图3-8）。隔日治疗1次，10次为1个疗程。

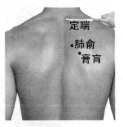

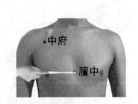

图3-7　梅花针叩刺肺俞、定喘、膏肓　　图3-8　梅花针叩刺中府和膻中

哮喘

【概述】

哮喘是以发作性喉间哮鸣、呼吸困难甚则喘息不能平卧为特点的过敏性病症。哮为喉中哮鸣，喘为呼吸困难。二者在临床上常同时并发。临床上，急慢性支气管炎、肺气肿、肺心病、心力衰竭等疾病均可出现哮喘，支气管哮喘更是以哮喘为主要症状。哮喘是一种反复发作性疾患，较难治愈。属中医学"哮病"范畴。

【临床表现】

（1）多数患者在发作前会出现鼻咽发痒、咳嗽、喷嚏、胸闷等先兆症状。

（2）典型发作时突感胸闷，呼吸困难，喉中哮鸣，呼气延长，不得平卧，烦躁，汗出，甚则发绀。

（3）发作可持续数分钟、数小时或更长时间。发作将停时，常咳出较多稀薄痰液，随之气促减轻，哮喘缓解。

【治疗】

 肺俞、风门；配穴：丰隆、尺泽

操作：选定穴位后，常规消毒，用三棱针在选定穴位处或穴位附近瘀阻明显的血络点刺2~3下，再用闪火法拔罐，留罐时间为5分钟（图3-9~图3-11）。

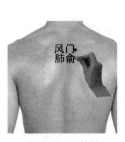

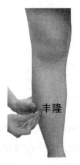

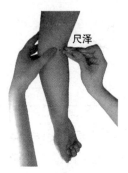

图 3-9　三棱针
点刺肺俞、风门

图 3-10　三棱针
点刺丰隆穴

图 3-11　三棱针
点刺尺泽穴

处方二

　　主穴：大椎、定喘（双）、肺俞（双）；**配穴**：脾虚痰多者加脾俞、中脘、丰隆，喘甚者加天突、膻中，虚喘者加肾俞、足三里。

　　操作：常规消毒后，用梅花针重叩大椎及双侧定喘、肺俞穴，使针眼略有血液渗出；轻叩脾俞、肾俞等穴，然后在上述穴位上加拔火罐5～10分钟，起罐后用消毒干棉球擦净血液（图3-12）。每日治疗1次；症状缓解后，隔日1次，用中度或轻度叩刺加拔火罐，10次为1个疗程。丰隆、天突、膻中、足三里等穴用毫针针刺。

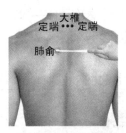

图 3-12　梅花针叩刺
大椎及定喘、肺俞穴

处方三 天突至鸠尾、肋间隙

操作：患者取仰卧位，常规消毒后，用梅花针叩刺胸部，沿胸部正中线从天突穴叩至鸠尾穴，然后在胸部正中线至两侧腋前线之间的肋间隙进行均匀叩刺，从中间到两边，从上到下，再在叩刺部位拔火罐，留罐5～10分钟（图3-13）。隔日1次，10次为1个疗程，疗程间隔3日。

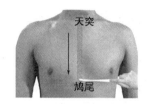

图 3-13　梅花针叩刺天突至鸠尾

处方四 脊柱两侧（大杼至肾俞）、天突至膻中

操作：患者俯卧于床或坐伏桌旁，暴露背部，术者立于患者一侧。常规消毒后，用梅花针沿胸椎两侧膀胱经，自大杼依次向下轻叩至肾俞，往返3次，至皮肤潮红、轻微渗血为度。然后令患者仰卧，暴露胸部，用上法，沿任脉自天突轻叩至膻中（图3-14，图3-15）。

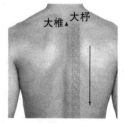

图 3-14　梅花针叩打脊柱两侧背俞穴

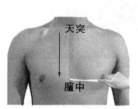

图 3-15　梅花针叩刺天突至膻中

顽固性呃逆

【概述】

顽固性呃逆又称顽固性膈肌痉挛，是膈神经兴奋引起膈肌阵发性痉挛所致，以气从膈下向上冲逆、喉间呃逆有声、声短而频、难以自忍为主要临床表现的病症。顽固性呃逆可为功能性、无其他原因引起者，该类症状较轻；也常因脑病、尿毒症、糖尿病并发酮中毒等紧急情况引起，还有许多严重疾病也可引起顽固性呃逆，特别值得一提的是，如果病情危重的人出现顽固性呃逆，常常提示预后不良。中医学中称为"哕"。

【临床表现】

（1）以气逆上冲、喉间呃呃连声、声音短促、频频发出、不能自控为主症。

（2）常伴有胸膈痞闷、胃脘不适、情绪不安等。

（3）偶然发作者多可短时间内不治自愈；也有持续数日甚至数月、数年不愈者。

【治疗】

处方一　膈俞（双侧）

操作：常规消毒，用三棱针点刺膈俞出血，再用闪火法拔罐，留罐5～10分钟（图3-16）。隔日1次，3次为1个疗程，一般治疗1～2个疗程。

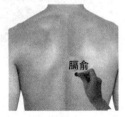

图3-16　三棱针点刺膈俞

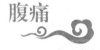 陷谷穴（双侧）

操作：常规消毒后，用三棱针点刺陷谷穴出血，再用闪火法拔上小罐，留罐3~5分钟，待停止出血即可起罐（图3-17）。隔日1次，3次为1个疗程。

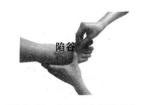

图3-17　三棱针点刺陷谷穴

腹痛

【概述】

腹痛是指胃脘以下、耻骨毛际以上部位疼痛而言，可伴发多种脏腑疾病。腹痛大致见于西医学的急慢性胰腺炎、急慢性肠炎、肠痉挛、胃肠神经官能症等。其病因病机较为复杂，或寒邪侵入脏腑或过食生冷，阴寒内盛而作痛；或过食辛辣或暑热内侵导致湿热中阻而痛；或素体中虚，脾阳受损，脏腑失于温养而痛；或饮食失节，食积内停而痛；或因情志刺激；或腹部外伤，气机不利作痛。

【临床表现】

（1）以胃脘以下，耻骨毛际以上部位疼痛为主要表现。

（2）其疼痛性质各异，但一般不甚剧烈，且按之柔软，压痛较轻，无腹肌紧张及反跳痛。

（3）起病多缓慢，疼痛发作或加剧常与饮食、情志、受凉等因素有关。

【治疗】

阿是穴（压痛点）

处方一

操作：常规消毒，用三棱针点刺腹部压痛点2~3下，使之出血少许，然后迅速拔上火罐，以罐内停止出血为度，再用酒精棉球擦净即可。

处方二 脐四边（以脐为中心，上、下、左、右各1寸处）

操作：常规消毒，用三棱针点刺出血后，再用闪火法拔火罐，留罐5~10分钟，起罐后用酒精棉球擦净血迹（图3-18）。只治疗1次，若无效改用其他方法。

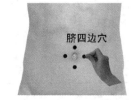

图3-18　三棱针点刺脐四边穴

处方三 曲泽（双侧）、委中（双侧）

操作：病起先发呕吐者，曲泽放血；病起先发腹泻者，委中放血。曲泽放血：取患者仰卧位，在曲泽穴上下推按，使瘀血积聚，常规消毒后，用三棱针在曲泽穴部位明显的小静脉点刺，深约2分，立即出针，轻轻挤压针孔周围，使出血数十滴，最后用消毒干棉球按压针孔止血。委中放血：取患者站立位，皮肤常规消毒后，选用三棱针一枚，左手拇指压在被刺部位下端，右手持三棱针对准委中部青紫脉络处与局部皮肤成60°角，斜刺入脉中后迅速将针退出，使瘀血流出。可使用消毒棉球轻轻按压静脉上端，以助瘀血排出。待停止出血后，再用消毒棉球按压针孔，最后以创可贴保护针孔，以防感染（图3-19，图3-20）。每日1次，2~3次为1个疗程。适用于急性胃肠炎的治疗。

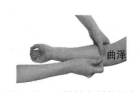

图3-19　三棱针点刺曲泽穴

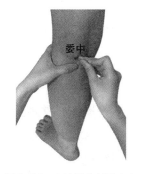

图3-20　三棱针点刺委中穴

腹胀

【概述】

　　腹胀是指脘腹及脘腹以下的整个腹部胀满的一种症状。可以是一种主观上的感觉，感到腹部的一部分或全腹部胀满；也可以是一种客观上的检查所见，发现腹部一部分或全腹部膨隆。腹胀是一种常见的消化系统症状，引起腹胀的原因主要见于胃肠道胀气、各种原因所致的腹水、腹腔肿瘤等。临床上常见的引起胃肠道胀气的疾病有吞气症、急性胃扩张、幽门梗阻、肠梗阻、肠麻痹、顽固性便秘、肝胆疾病及某些全身性疾病。晚期妊娠也可引起腹胀，但属生理性的。

【临床表现】

　　以脘腹及脘腹以下整个腹部胀满为主要症状，既包括主观感觉腹部的一部分或全腹部胀满，又包括客观检查所见的腹部一部分或全腹部膨隆。

阿是穴

处方
一

　　操作：常规消毒，用三棱针点刺局部胀痛处2～3下，使之出血少许，然后迅速拔上火罐，留罐5～10分钟。

中脘、天枢（双）

处方
二

　　操作：常规消毒，用三棱针点刺中脘、天枢2～3下，使之出血少许，然后迅速拔上火罐，留罐5～10分钟。

便秘

【概述】

　　便秘是指粪便在肠内滞留过久，秘结不通，排便周期延长，或周期不长，但粪质干结，排出艰难，或粪质不硬，虽有便意，但便而不畅的病症。便秘在临床上可以单独出现，也可兼见于其他疾病过程中，如全身衰弱致排便动力减弱，肠道炎症恢复期肠蠕动降低等等。根据有无器质性病变可分为器质性便秘与功能性便秘两种。本症属中医学"便秘"范畴。

【临床表现】

以排便困难为主症，临床上有各种不同的表现。

（1）或2日以上至1周左右大便1次，粪质干硬，排出困难。

（2）或虽然每日大便1次，但粪质干燥坚硬，排除困难。

（3）或粪质并不干硬，也有便意，但排出困难等。

（4）常伴有腹胀、腹痛、头晕、便血等症状。

【治疗】

 处方 骶尾部

操作：患者俯卧位，取骶尾部，局部常规消毒后，右手持七星针，运用腕部弹力，使针尖与皮肤垂直，中等刺激强度，从上向下快速叩刺消毒部位，以皮肤潮红为度（图3-21）。隔日1次，5次为1个疗程。

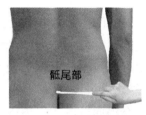

图3-21　梅花针叩刺骶尾部

失眠

【概述】

失眠是指脏腑功能紊乱，气血亏虚，阴阳失调，导致不能获得正常睡眠。临床以不易入睡，睡后易醒，醒后不能再寐，时寐时醒，或彻夜不寐为其证候特点，并常伴有日间精神不振，反应迟钝，体倦乏力，其则心烦懊恼，严重影响身心健康及工作、学习和生活。中医学又称其为"不寐""不得眠""不得卧""目不瞑"。

【临床表现】

患者不能获得正常睡眠，轻者入寐困难或寐而易醒，醒后不寐；重者彻夜难眠，常伴有头痛、头昏、心悸、健忘、多梦等症。

【治疗】

 督脉经线和足太阳膀胱经第一侧线（自项至腰部）

操作：常规消毒，用梅花针自上而下叩打督脉经线和足太阳膀胱经第一侧线，每条经叩3~5遍，至皮肤潮红不出血为度，再用闪火法拔罐，留罐5~10分钟（图3-22）。隔日治疗1次，10次为1个疗程。

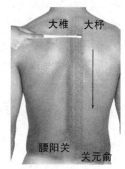

图3-22　梅花针叩打督脉经线和足太阳膀胱经第一侧线（自项至腰部）

 夹脊穴（自项至腰部）

操作：常规消毒，用梅花针自颈部至腰部由上而下叩刺3~5分钟，刺激量以患者能耐受为度，叩至皮肤潮红隐隐出血，再用闪火法拔罐，留罐5~10分钟（图3-23）。隔日1次，10次为1个疗程。

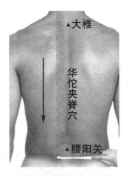

图 3-23　梅花针叩刺夹脊穴（自项至腰部）

处方三　百会、大椎、神庭、印堂

操作：常规消毒后，用锋利的中号三棱针刺破穴位周围相应的血络，深度2~5mm，以刺破血管靠近体表的管壁为度，实证刺血多，虚证刺血少。一般每穴出血0.5~1ml，每周3次，每次2个穴，两侧交替，6次1个疗程（图3-24~图3-26）。

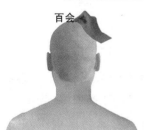

图 3-24　三棱针点刺百会穴

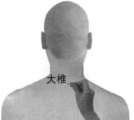

图 3-25　三棱针点刺大椎穴

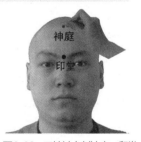

图3-26　三棱针点刺神庭、印堂

处方四

头部督脉及左右膀胱经、胆经（督脉：印堂-神庭-风府-大椎；膀胱经：眉冲-天柱；胆经：颔厌-曲鬓-率谷-完骨-本神-阳白-头临泣-风池）。

操作：常规消毒，患者取坐位，用梅花针叩刺头部5条经线，针头对准经络、穴位，逐经、逐穴叩刺，每条经线往返叩打3～5次，至局部皮肤潮红微出血为度，再用酒精棉球擦净（图3-27～图3-29）。

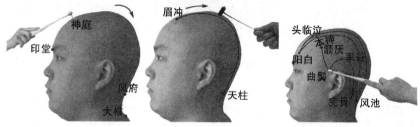

图3-27　梅花针叩打督脉　　图3-28　梅花针叩打　　图3-29　梅花针叩打胆经线
　　　　　　　　　　　　　　眉冲 - 天柱

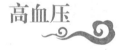

110

高血压

【概述】

高血压病是指在静息状态下动脉收缩压和（或）舒张压增高（≥140/90mmHg），常伴有脂肪和糖代谢紊乱以及心、脑、肾和视网膜等器官功能性或器质性改变，以器官重塑为特征的全身性疾病。休息5分钟以上，2次以上非同日测得的血压≥140/90mmHg可以诊断为高血压。属中医学"头痛""眩晕"范畴。

【临床表现】

高血压病早期约半数患者无明显症状，常在体检时偶然发现。如血压波动幅度大，可有较多症状，常见头痛、头晕、头胀、

眼花、耳鸣、心悸、失眠、健忘等。随着病情的发展，血压明显
而持续性地升高，则可出现脑、心、肾、眼底等器质性损害和功
能障碍。

【治疗】

耳尖（双侧）

操作：取患者双侧耳尖
穴，常规消毒后，用三棱针
点刺耳尖穴，每侧穴位放血
十多滴，完毕后，再用酒精
棉球消毒针口（图3-30）。
隔日1次。

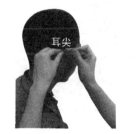

图 3-30　三棱针点刺耳尖穴

大椎、曲泽、委中

操作：患者取俯卧位，常规消毒后，以三棱针点刺大椎穴
2~3下，并挤捏穴位出血数滴，然后用适宜大小的玻璃罐采用
闪火法拔罐，留罐5~10分钟，起罐后用酒精棉球擦净。曲泽、
委中每次取一穴。曲泽放血：取患者仰卧位，在曲泽穴上下推
按，使瘀血积聚，常规消毒后，用三棱针在曲泽穴部位明显的
小静脉点刺，深约2分，立即出针，轻轻挤压针孔周围，使出血
数十滴，最后用消毒干棉球按压针孔止血。委中放血：取患者
站立位，皮肤常规消毒后，选用三棱针一枚，左手拇指压在被刺

部位下端，右手持三棱针对准委中部青紫脉络处与局部皮肤成60°角，斜刺入脉中后迅速将针退出，使瘀血流出。可使用消毒棉球轻轻按压静脉上端，以助瘀血排出。待停止出血后，再用消毒干棉球按压针孔，最后以创可贴保护针孔，以防感染（图3-31～图3-33）。每周2次。

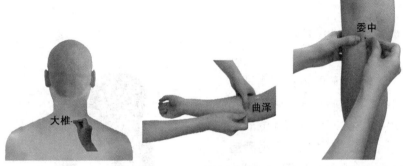

图3-31　三棱针点刺大椎穴　　图3-32　三棱针点刺曲泽穴　　图3-33　三棱针点刺委中穴

处方三

主穴：太阳（双）；配穴：前额头痛加印堂穴，巅顶痛加百会、四神聪。

操作：局部常规消毒后，用三棱针点刺上述穴位出血，使每穴出血3～5滴即可（图3-34）。

适应证：本法对肝阳上亢型高血压疗效较好。每周2次。

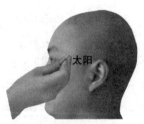

图3-34　三棱针点刺太阳穴

 肝俞穴

　　操作：患者取俯卧位，定穴后常规消毒，用梅花针中强度叩刺肝俞穴出血，然后用闪火法将火罐吸附于穴位上5～10分钟，吸拔出2～3ml血液即可（图3-35）。

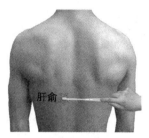

图3-35　梅花针叩刺肝俞穴

高热

【概述】

　　凡体温超过39℃称为高热。可见于流行性感冒、流行性脑脊髓膜炎、乙型脑炎、细菌性痢疾、钩端螺旋体病、结核病、疟疾、感染性心内膜炎、胆道感染、肝脓肿、泌尿系感染、风湿热等各种传染性、感染性疾病，其他如过敏或变态反应性疾病、结缔组织疾病、恶性肿瘤、物理及化学因素等也可引起高热。中医学又称为"壮热""大热"。

【临床表现】

　　（1）本病以口温在39℃（或腋温39.5℃、肛温38.5℃）以上为主症。
　　（2）具有发病急、病程短、口干渴、小便黄、脉洪大而数的特点。

处方
一

耳尖、大椎

操作：先将患者双耳廓皮肤揉红搓热，常规消毒后，用三棱针点刺耳尖2~3下，然后用手挤压穴位出血，直至血色变为鲜红色，再用消毒干棉球按压针孔止血。再取大椎穴，常规消毒后，用三棱针点刺2~3下，并挤捏穴位出血数滴，然后用适宜大小的玻璃罐采用闪火法拔罐，出血量以2~5ml为宜，留罐时间约为5分钟，每天治疗1次，最长不超过3天（图3-36，图3-37）。

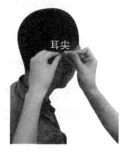
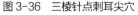
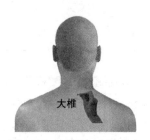

图3-36　三棱针点刺耳尖穴　　图3-37　三棱针点刺大椎穴

处方
二

督脉两侧、大椎、身柱、太阳、曲池、委中

操作：局部常规消毒，用梅花针沿着脊柱两侧叩打出血后，用闪火法拔罐吸附于以上部位，留罐5~10分钟。余穴每次取2~3个穴位，用三棱针点刺放血，再用闪火法使小罐吸附于穴位，留罐5~10分钟。每日1~2次，热退即止（图3-38~图3-41）。

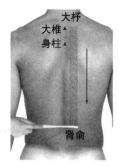

图 3-38　梅花针叩打脊柱两侧

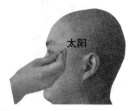

图 3-39　三棱针点刺太阳穴

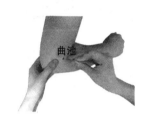

图 3-40　三棱针点刺曲池穴

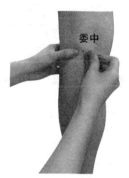

图 3-41　三棱针点刺委中穴

处方三

　　主穴：大椎、曲池、少商；配穴：神昏配人中、十宣（以中指为主），烦躁配印堂，热入营血配中冲。

　　操作：常规消毒，大椎穴、曲池穴均先用三棱针点刺3~5下，再用闪火法拔罐令出血5~10ml；少商、十宣、中冲均用三棱针点刺出血，用手挤压放血5~10滴；人中、印堂用捏起放血法（图3-37，图3-40，图3-42~图3-45）。

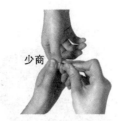
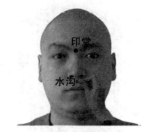

图 3-42　三棱针点刺少商穴　　　图 3-43　三棱针点刺人中、印堂穴

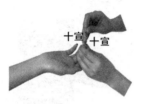
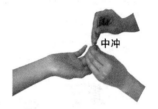

图 3-44　三棱针点刺十宣穴　　　图 3-45　三棱针点刺中冲穴

中暑

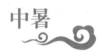

【概述】

　　中暑是夏季在烈日或高温环境下劳动，因暑热侵袭，致邪热内郁，体温调节功能失常所发生的急性病变。俗称发痧，古称中暍。

【临床表现】

　　本病在盛夏或高温环境下骤然起病，以高热汗出或无汗、心慌、头晕、烦渴甚则神昏、抽搐等为主症。

1. 轻症

头晕头痛，胸闷恶心，心烦，口渴，身热多汗，疲乏无力，面红溲赤，舌红、苔黄、少津，脉洪大，为中暑阳证；身凉无汗，肢厥困倦，胸闷气短，纳少便溏，恶心呕吐，渴不欲饮，面色垢腻，舌淡、苔薄白，脉洪缓，为中暑阴证。

2. 重症

高热汗出，或壮热无汗，烦躁不安，胸闷呕恶，口唇干燥，甚则猝然昏倒，神志不清，手足抽搐，舌质红绛少津，脉洪数或脉伏欲绝。若热盛而气阴两伤，则面色苍白，烦躁不安，冷汗自出，汗出如珠，肢厥息促，不省人事，舌红绛、少苔，脉微细欲绝。

【治疗】

处方一　水沟、十宣

> 操作：局部常规消毒后，用三棱针迅速点刺，使每穴出血3~5滴（图3-46，图3-47）。1日可进行2次，中病即止。

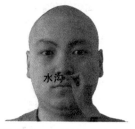

图3-46　三棱针点刺水沟穴

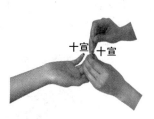

图3-47　三棱针点刺十宣穴

处方二 大椎、十宣穴（以中指为主）

操作：局部常规消毒后，大椎用三棱针点刺出血后，加拔火罐5分钟；十宣穴（以中指为主）用三棱针迅速点刺出血后，用左手拇、食指挤压出血，使出血3～5滴（图3-47，图3-48）。1日可进行2次，中病即止。

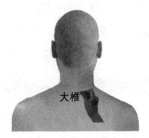

图 3-48　三棱针点刺大椎穴

处方三 委中、少商（双侧）

操作：取患者站立位，取委中穴附近明显络脉，局部皮肤常规消毒后，选用三棱针一枚，左手拇指压在被刺部位下端，右手持三棱针对准委中部青紫脉络处与局部皮肤成60°角，斜刺入脉中后迅速将针退出，使瘀血流出。可使用消毒棉球轻轻按压静脉上端，以助瘀血排出。待出血自行停止后，再用消毒干棉球按压针孔，最后以创可贴保护针孔，以防感染。少商穴用三棱针点刺出血，再用手指挤压出血5～10滴，至血色变淡为止，再用消毒干棉球压迫止血（图3-49，图3-50）。每日1次，中病即止。

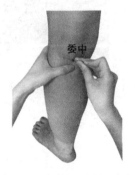

图 3-49　三棱针点刺委中穴

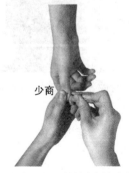

图 3-50　三棱针点刺少商穴

头痛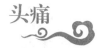

【概述】

头痛是临床上常见的症状之一，一般是指头颅上半部，即眉目以上至枕下部范围内的疼痛。可分为血管性头痛（包括偏头痛在内）、颅内高压性头痛（以占位性病变为多）、颅内低压性头痛、肌肉收缩性头痛、外伤性头痛，和因眼、耳、鼻、齿病引起的头痛。属中医学"头风"范畴。

【临床表现】

（1）头痛的部位多在前额、巅顶、一侧额颞，或左或右或呈全头痛而辗转发作。

（2）疼痛的性质有昏痛、隐痛、胀痛、跳痛、刺痛或头痛如裂等。

（3）头痛每次发作可持续数分钟、数小时、数天，也有持续数周者。

【治疗】

主穴：太阳；配穴：尺泽、委中。

操作：在太阳穴附近寻找暴露较明显的静脉血管，常规消毒后，用三棱针点刺出血，三棱针与皮肤呈20°~30°角，深度0.5~1cm，待血液自然流止，加拔火罐3~5分钟，起罐后用消毒棉球擦拭干净。尺泽、委中穴用三棱针直刺，深度0.5~1cm，出血量10~15ml，其余操作同上（图3-51~图3-53）。1周治疗2次，5为1个疗程。

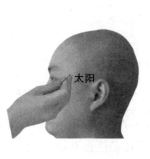
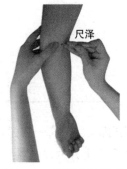
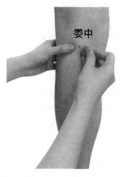

图 3-51 三棱针点刺太阳穴　　图 3-52 三棱针点刺尺泽穴　　图 3-53 三棱针点刺委中穴

处方二 至阴

操作：常规消毒后，用三棱针快速点刺至阴穴，出针后用双手挤压针孔出血直至血的颜色变淡，再用消毒干棉球压迫止血即可（图3-54）。每日1次，3～5天为1个疗程。

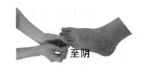

图 3-54 三棱针点刺至阴穴

阿是穴

处方三 操作：常规消毒后，用梅花针轻度叩刺头痛的部位，至头皮发红隐隐出血，后用消毒棉球擦净血迹。隔日1次，5次为1个疗程。

处方四 耳尖

操作：患者取正坐位，医者将其耳廓折叠，耳上方呈一尖角，常规消毒后，右手持三棱针对准耳尖刺之，出针后用双手挤压针孔令其出血10滴左右（图3-55）。出血多者更佳，隔日1次。

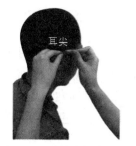

图 3-55　三棱针点刺耳尖穴

处方五

　　脑聪三线（头顶部的督脉和足太阳膀胱经线；督脉：神庭-后顶；膀胱经：曲差-脑点）。

　　操作：患者取仰卧位或坐位，将所选择区域处的头发向两侧分开固定，以暴露针刺的有效区域。将不锈钢梅花针针具和叩刺区域常规消毒后，用右手拇、中指持针以食指固定，腕关节用力，以轻弹速刺的方法进行叩刺，叩刺密度要均匀。首次治疗以皮肤微红为度，以后可根据病情的程度不同采用轻叩微红为补，中叩微出血为平补平泻，重叩出血为泻的叩刺方法（图3-56，图3-57）。适用于脑外伤后顽固性头痛。

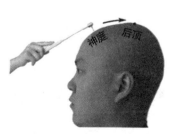

图 3-56　梅花针叩刺神庭 - 后顶

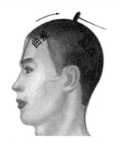

图 3-57　梅花针叩打曲差 - 脑点

处方六 足少阳胆经、足太阳膀胱经在头部的体表循行路线（患侧）

操作：局部常规消毒，右手持梅花针，从足少阳经在目外眦的起始穴瞳子髎开始，沿足少阳胆经在头侧部的循行部位至风池穴、足太阳膀胱经从攒竹穴至天柱穴的经络循行路线进行中度叩刺，每隔约1cm叩刺一下，反复叩打3~4次。若头痛重者，可叩至头皮轻微点状出血（图3-58，图3-59）。每日1次，5次为1个疗程。叩打后当天不宜洗头，以防感染。适用于偏头痛。

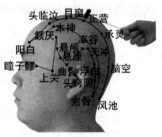 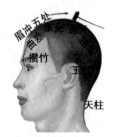

图3-58　梅花针叩打头部胆经线　　图3-59　梅花针叩打足太阳膀胱经在头部的体表循行路线

三叉神经痛

【概述】

本病是指一种在面部三叉神经分布区内反复发作的阵发性剧烈神经痛。多数三叉神经痛于40岁起病，多发生于中老年人，女性尤多，其发病右侧多于左侧，多累及第二支（分布在面颊、上唇及上齿槽）和第三支（分布在下颌、下唇及下齿槽），第一支（分布在眼额部）少见。该病的特点是，在头面部三叉神经分布区域内，发生骤发、骤停、闪电样、刀割样、烧灼样、顽固性、难以忍受的剧烈疼痛。说话、刷牙或微风拂面时都会导致阵痛，三叉神经痛患者常因此不敢擦脸、进食，甚至连口水也不敢下咽，从而影响正常的生活和工作。属中医学"面痛"范畴。

【临床表现】

（1）面部疼痛突然发作，呈闪电样、刀割样、针刺样、火灼样剧烈疼痛。

（2）伴面部潮红、流泪、流涎、流涕，面部肌肉抽搐。

（3）持续数秒到数分钟，常因说话、吞咽、刷牙、洗脸、冷刺激、情绪变化等诱发。发作次数不定，间歇期无症状。

【治疗】

阿是穴（压痛点）

操作：每次取1~2个压痛点，局部常规消毒，用三棱针点刺阿是穴出血，再用闪火法拔罐，至瘀血流尽起罐。隔日1次，5次为1个疗程。

主穴：阿是穴；配穴：第一支痛者配阳白，第二支痛者配四白，第三支痛者配夹承浆。

操作：患者取仰卧位，常规消毒后用三棱针点刺出血，起针后拔火罐3~5分钟，令出血2~3ml（图3-60）。体质强壮、面痛严重者宜深刺，放血宜多；反之浅刺，放血宜少。3~5天1次，5次为1个疗程。

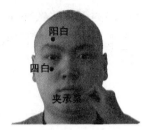

阳白

四白

夹承浆

图3-60　三棱针点刺夹承浆等穴

面肌痉挛

【概述】

面肌痉挛又称面肌抽搐或半侧颜面痉挛，为阵发性半侧颜面部肌肉的不自主运动，无其他神经系统阳性体征。开始多起于眼轮匝肌，逐渐向面颊乃至整个半侧面部发展，逆向发展的较少见。可因疲劳、紧张而加剧，尤以讲话、微笑时明显，严重时可呈痉挛状态。本病多为神经炎的后遗症，但机制不明确。属中医学"面风""筋惕肉瞤"范畴。

【临床表现】

（1）多在中年起病，女性多见，单侧发病。

（2）多自一侧下眼睑的轻微颤搐开始，逐渐向面部、上眼睑、口角扩展，严重者，面肌痉挛发作时可牵扯颈部肌肉发生挛缩及眼睑的抽搐使眼睛不能睁开，口角上吊。可伴有轻度肌无力和肌萎缩。

（3）在精神紧张、疲劳，面肌主动运动时症状加重，睡眠时消失。

（4）面肌痉挛不伴有疼痛。

【治疗】

处方

依据面神经分布及支配区域分3组穴位区域。以眼睑肌痉挛为主，取眼针区域、太阳穴区为第1组；以颧面肌痉挛为主，取胃经循行区域、颧髎区域为第2组；以口轮匝肌痉挛为主，取唇周区、地仓区域为第3组穴位；全面肌痉挛则在3组穴位区域中酌情选用。

操作：穴位常规消毒，用梅花针轻度叩刺，待患者适应后予以中度叩刺，操作时，针尖起落要呈垂直方向，运用腕部的弹力，施行弹跳式叩打。注意在眼针区域叩刺时，嘱患者闭目，医生用拇指按压瞳子髎穴区并向太阳穴牵扯，使眼部皮肤拉紧，以便于操作。眼周及唇周采用环形叩刺。叩刺以面部潮红，患者感到轻度的热、胀痛，表皮少许渗血为度。每次叩刺3~5分钟，然后依痉挛部位不同分别在太阳、颧髎、地仓穴区拔小号罐，出血停止后即起罐（图3-61~图3-63）。隔日1次，5次为1个疗程。

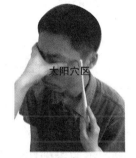

图 3-61　梅花针叩刺太阳穴区

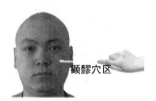

图 3-62　梅花针叩刺颧髎穴区

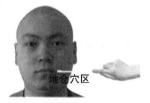

图 3-63　梅花针叩刺地仓区

面神经麻痹

【概述】

　　面神经麻痹是以面部表情肌群运动功能障碍为主要特征的一种常见病。俗称"面瘫""歪嘴巴""歪歪嘴""吊线风"，又称"口㖞""卒口僻""口眼㖞斜"。本病可发生于任何年龄，以20~40岁者居多，男性比女性发病多，面部左右两侧的发病率大致相同。它分为周围性和中枢性两种。这里主要讨论周围性面神经麻痹引起的面瘫。本病起病急，常于睡醒后突然发现口眼㖞斜，一侧眼睑不能闭合，露睛流泪，额纹消失，不能皱眉，鼻唇沟歪斜变浅，不能做吹口哨、示齿等动作，流涎，咀嚼食物常留于病侧牙齿之间，面颊板滞麻木，头痛或而耳后痛，畏寒，无半身不遂、神志不清等症状。

【临床表现】

　　（1）起病突然。

　　（2）患侧眼裂增大，眼睑不能闭合，流泪，额纹消失，不能皱眉。

　　（3）患侧鼻唇沟变浅或平坦、口角低并向健侧牵引。

　　（4）根据损害部位不同而又分：①茎乳突孔以上影响鼓索支时，则有舌前2/3味觉障碍；②损害在镫骨肌神经处，可有听觉障碍；③损害在膝状神经节，可有乳突部疼痛，外耳道与耳廓部的感觉障碍或出现疱疹；④损害在膝状神经节以上，可有泪液、唾液减少。

【治疗】

处方一 患侧局部

操作：常规消毒，用梅花针从患侧翳风穴徐徐向前移动叩至颊车，往上叩至下关，再从颊车叩至地仓，往下至承浆，往上至水沟；从迎香至四白，从太阳至眉中，经过丝竹空、鱼腰、攒竹至印堂；最后叩头维。发病初期（1周内）一般手法稍轻，发病后期（1周后）略重，后遗症期（3个月以上）总以皮肤潮红，略有出血为度（图3-64）。每日1次，10次为1个疗程。

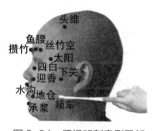

图3-64 循经叩刺患侧局部

处方二 患侧循经叩刺

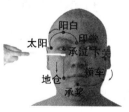

图3-65 面神经麻痹三线

操作：选取三条线，承泣→地仓为一线；下关→颊车→承浆为一线；印堂→阳白→太阳为一线。常规消毒后，用梅花针循线叩刺至局部皮肤潮红为止（图3-65）。每天1次，7天为1个疗程。

完骨

操作：常规消毒，用梅花针在完骨穴叩刺至局部微微渗血，并加拔罐5~10分钟，拔出血5~10ml（图3-66）。每日1次，共放血治疗5次。适用于面瘫急性期。

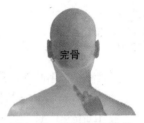

图3-66 梅花针叩刺完骨

患侧牵正、阳白、太阳、颧髎、四白、颊车、地仓

操作：每次选1~2个穴。常规消毒后，用三棱针点刺2~3下，再用小玻璃罐闪罐3~5次后，留罐5分钟（图3-67~图3-69）。每日1次，10次为1疗程。

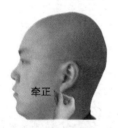
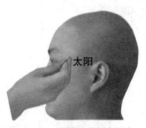
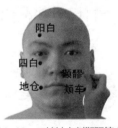

图3-67 三棱针点刺牵正穴　图3-68 三棱针点刺太阳穴　图3-69 三棱针点刺颧髎等穴

肋间神经痛

【概述】

肋间神经痛是指在肋间神经支配区域发生的疼痛。原发性肋间

神经痛极少见，继发性者多与病毒感染、毒素刺激、机械损伤及异物压迫等有关。其疼痛性质多为刺痛或灼痛，并沿肋间神经分布。属中医学"胸痹""胁痛"范畴。

【临床表现】

（1）以一侧或两侧胁肋部疼痛为主症。

（2）疼痛性质有胀痛、刺痛、隐痛、闷痛、窜痛等，常反复发作。

【治疗】

肋间阿是穴

操作：常规消毒，先以三棱针点刺肋间疼痛最明显处约1.5cm深，可顺肋间斜刺2～3针，刺后轻摇针孔，使之出血如绿豆大，不留针，起针后立即拔上火罐，停止出血后即起罐，再用酒精棉球拭净血迹。隔日1次，5次为1个疗程。

肋间神经疼痛区

操作：常规消毒，用梅花针在患侧脊椎旁痛感中心螺旋样从内向外逐步扩大叩击，对痛点区重叩，至局部皮肤明显发红并有轻度出血时，用闪火法拔上火罐，留罐5～10分钟。每日或隔日1次，5次为1个疗程。

操作：局部常规消毒，用梅花针对选定区域做由轻而重地叩刺，直至局部皮肤明显发红，并轻微出血。然后在该处拔罐，留罐10分钟，起罐后用酒精棉球拭净血迹（图3-70）。隔日治疗1次。

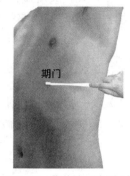

图3-70　梅花针叩打期门穴

坐骨神经痛

【概述】

坐骨神经痛是指坐骨神经病变，沿坐骨神经通路即腰、臀部、大腿后、小腿后外侧和足外侧发生的疼痛症候群。本病分为原发性和继发性两大类。原发性坐骨神经痛（坐骨神经炎）原因不明，临床比较少见。继发性坐骨神经痛由于邻近病变的压迫或刺激引起，又分为根性和干性坐骨神经痛，分别指受压部位是在神经根还是在神经干。根性多见，病因以椎间盘突出最常见，其他病因有椎管内肿瘤、椎体转移病、腰椎结核、腰椎管狭窄等；干性可由骶髂关节炎、盆腔内肿瘤、妊娠子宫压迫、髋关节炎、臀部外伤、糖尿病等所致。坐骨神经病多见于中老年男子，以单侧较多。起病急骤，首先感到下背部酸痛和腰部僵直感，或者在发病前数周，在走路和运动时，下肢有短暂的疼痛，以后逐步加重而发展为剧烈疼痛，疼痛由腰部、臀部或髋部开始，向下沿大腿后侧、腘窝、小腿外侧和足背扩散，在持续性疼痛的基础上有一阵阵加剧的烧灼样或者针刺样疼痛，夜间更严重。属中医学"痹证"范畴。

【临床表现】

　　以腰部或臀部、大腿后侧、小腿后外侧及足外侧出现放射性、电击样、烧灼样疼痛为主症。患肢不敢伸直，常呈保护性体位，身体向健侧倾斜，直腿抬高试验阳性。通常分为根性坐骨神经痛和干性坐骨神经痛两种，临床上以根性坐骨神经痛多见。

　　（1）根性坐骨神经痛的病位在椎管内脊神经根处，常继发于腰椎管狭窄、腰椎间盘突出症、脊柱炎、脊柱裂（结核）等。主要表现为自腰部向一侧臀部、大腿后侧、小腿后外侧直至足背外侧放射，腰骶、脊柱有固定而明显的压痛、叩痛，小腿外侧、足背感觉减退，膝腱、跟腱反射减退或消失，咳嗽或打喷嚏等导致腹压增加时疼痛加重。

　　（2）干性坐骨神经痛的病变部位在椎管外沿坐骨神经分布区，常见于髋关节炎、骶髂关节炎、臀部损伤、盆腔炎及肿物、梨状肌综合征等疾患。腰痛不明显，臀部以下沿坐骨神经分布区疼痛，在坐骨孔上缘、坐骨结节与大转子之间、腘窝中央、腓骨小头下、外踝后等处有压痛，小腿外侧足背感觉减退，跟腱反射减退或消失，腹压增加时无影响。

【治疗】

 处方一　委中穴（双侧）

　　操作：取患者站立位，局部皮肤常规消毒后，选用三棱针一枚，左手拇指压在被刺部位下端，右手持三棱针对准委中附近显露的静脉血管处与局部皮肤成60°角，斜刺入脉中后迅速将针退出，使瘀血流出。可使用消毒棉球轻轻按压静脉上端，以助瘀血排出。待出血自行停止后，再用消毒干棉球按压针孔，最后以创可贴保护针孔，以防感染（图3-71）。每周2次，4次为1个疗程。

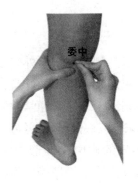

图 3-71　三棱针点刺委中穴

处方二

下腰部：阿是穴、病变水平夹脊穴、八髎、秩边、环跳（每次取1～2穴）。

下肢部：承扶、殷门、委中、阳陵泉、悬钟、丘墟、昆仑（每次取2～3穴）。

操作：患者取俯卧位，各穴位常规消毒后，用三棱针点刺出血（一般点刺穴位附近明显的静脉处，静脉不显处直接点刺穴位），再用闪火法拔上合适的火罐，留罐5～10分钟，起罐后用消毒棉球擦净血迹（图3-72～图3-77）。每周2次，4次为1个疗程。

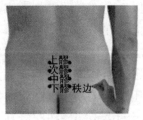

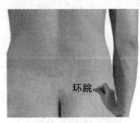

图 3-72　三棱针点刺八髎穴、秩边穴　　　图 3-73　三棱针点刺环跳穴

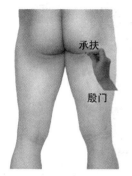

图 3-74　三棱针点刺承扶和殷门

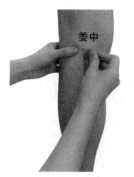

图 3-75　三棱针点刺委中穴

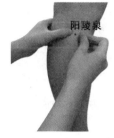

图 3-76　三棱针点刺阳陵泉穴

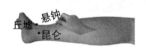

图 3-77　三棱针点刺悬钟、丘墟、昆仑穴

处方三　阿是穴、环跳、委中、承山、阳陵泉、悬钟、昆仑

操作：以上穴位每次选2~3个，常规消毒后，用梅花针叩刺至皮肤潮红或隐隐出血，然后用闪火法拔罐，留罐5~10分钟，起罐后用消毒棉球擦净血迹（图3-78~图3-81）。每周2次，4次为1个疗程。

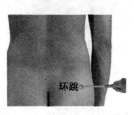

图 3-78 梅花针叩刺环跳穴

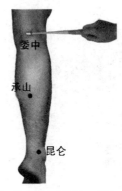

图 3-79 梅花针叩刺委中、承山、昆仑穴

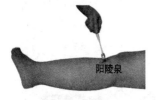

图 3-80 梅花针叩刺阳陵泉

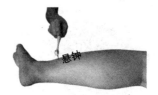

图 3-81 梅花针叩刺悬钟穴

脑梗死

【概述】

　　脑梗死又称缺血性脑卒中，是指局部脑组织因血液循环障碍，缺血、缺氧而发生的软化坏死。主要是由于供应脑部血液的动脉出现粥样硬化和血栓，使管腔狭窄甚至闭塞，导致局灶性急性脑供血不足而发病；也有因异常物体（固体、液体、气体）沿血液循环进

入脑动脉或供应脑血液循环的颈部动脉，造成血流阻断或血流量骤减而产生相应支配区域脑组织软化坏死者。前者称为动脉硬化性血栓形成性脑梗死，占本病的40%～60%，后者称为脑栓塞，占本病的15%～20%。此外，尚有一种腔隙性脑梗死，系高血压小动脉硬化引起的脑部动脉深穿支闭塞形成的微梗死，也有人认为少数病例可由动脉粥样硬化斑块脱落崩解导致的微栓塞引起，占脑梗死的20%～30%。脑梗死在脑血管病中最常见，约占75%，病死率平均10%～15%，致残率极高，且极易复发，复发性中风的死亡率大幅度增加。本病属中医学"卒中""中风""类中风""偏枯""半身不遂"等范畴。

【临床表现】

以突然意识障碍或无意识障碍、半身不遂为主要临床表现。临床上根据意识有无障碍而分为中经络、中脏腑两端。

（一）中经络

凡以半身不遂、舌强语、口角㖞斜而无意识障碍为主症者属中经络。

（二）中脏腑

凡以神志恍惚、迷蒙、嗜睡或昏睡，甚者昏迷、半身不遂为主症者属中脏腑。又分闭证与脱证两种。

（1）闭证兼见神昏，面赤，呼吸急促，喉中痰鸣，牙关禁闭，口噤不开，肢体强痉，二便不通，苔黄腻，脉洪大而数。

（2）脱证兼见面色苍白，瞳神散大，气息微弱，手撒口开，汗出肢冷，二便失禁，苔滑腻，脉散或微。

处方
一

太阳、曲泽、委中、十宣、十二井穴。舌强不语者加金津、玉液。

操作：令患者直立或扶其直立，选择委中穴或穴周最近显现的血络，常规消毒，针对血络直刺5mm，血液流出至自然停止，继而在刺络的部位拔罐，留罐5分钟，此时对曲泽穴、太阳穴及穴周显现的血络刺络放血。每穴出血量控制在10ml以内。十宣、十二井穴每次选取2～3个穴，使每穴挤压出血3～5滴即可（图3-82～图3-88）。每周治疗2次。

刺血
疗法治百病

3

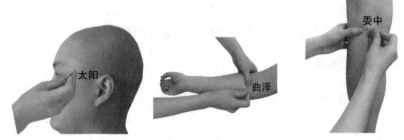

图3-82　三棱针点刺太阳穴　图3-83　三棱针点刺曲泽穴　图3-84　三棱针点刺委中穴

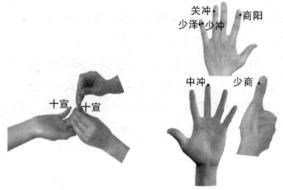

图3-85　三棱针点刺十宣穴　　　图3-86　手三阴三阳井穴

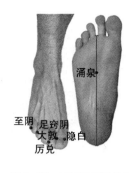

图 3-87 足三阴三阳井穴

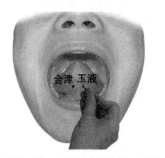

图 3-88 三棱针点刺金津、玉液

处方二 头部督脉、膀胱经、胆经、患肢手足阳明经

操作：患者取坐位，不能坐者由家人扶持而坐，对梅花针及叩刺部位常规消毒，手持梅花针柄，放松手腕，针头垂直对准叩刺部位，依次叩刺头部督脉、膀胱经、胆经、患肢手足阳明经，反复叩刺数次，以局部微红为度，完毕后用酒精棉球擦净血迹（图3-89～图3-93）。叩刺头部时令患者活动患侧肢体。

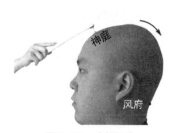

图 3-89 头部督脉

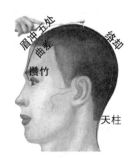

图 3-90 梅花针叩打头部足太阳膀胱经

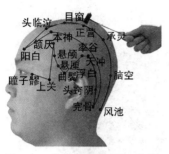

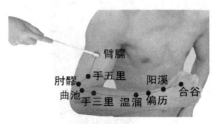

图 3-91　梅花针叩打头部胆经线　　　图 3-92　梅花针叩刺手阳明经上肢穴位

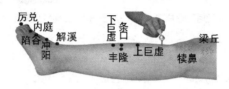

图 3-93　梅花针叩刺足阳明胃经下肢穴位

癫痫

【概述】

　　癫痫系多种原因引起脑部神经元群阵发性异常放电所致的发作性运动、感觉、意识、精神、自主神经功能异常的一种疾病。表现为感觉、意识及精神等方面的障碍，以突然晕倒，不省人事，口吐涎沫，两目上视，瞳孔放大，肢体抽搐，或有大小便失禁，口中发出猪羊样尖叫声，移时自醒，醒后如常人等为主要症状。属中医学"痫病"范畴，俗称"羊痫风"。

【临床表现】

（1）全面性发作时突然昏倒，项背强直，四肢抽搐。或仅两目瞪视，呼之不应，或头部下垂，肢软无力。

（2）部分性发作时可见多种形式，如口、眼、手等局部抽搐而无突然昏倒，或幻视，或呕吐，多汗，或言语障碍，或无意识的动作等。

（3）起病急骤，醒后如常人，反复发作。

（4）多有家族史，每因惊恐、劳累、情志过极等诱发。

（5）发作前常有眩晕、胸闷等先兆。

【治疗】

 长强

操作：伏身屈膝于腹部，使臀部仰起，在尾骨端与肛门中间凹陷处，局部严格消毒，左手提起穴位之间的皮肉，右手持三棱针重刺长强及其上下左右各一针，深2~3分，用手挤压出血为度。每周1~2次，10次为1个疗程。

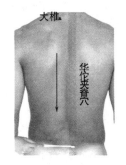

图3-94　梅花针叩打第一颈椎至第四骶椎两侧夹脊穴

处方二　大椎、腰奇、夹脊穴

操作：大椎、腰奇常规消毒后点刺出血数滴，加拔火罐5~10分钟，然后以梅花针叩打第一颈椎至第四骶椎两侧夹脊穴，至皮肤潮红为度（图3-94，图3-95）。每周2~3次。

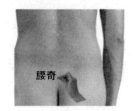

图 3-95　三棱针点刺腰奇穴

 处方三　风府至长强各个脊椎棘突间

操作：常规消毒后，每穴用三棱针挑刺出血2～3滴，加拔火罐5～10分钟（图3-96）。开始3天1次，随发作期间隔时间的延长可1周1次。

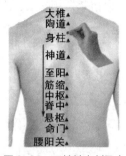

大椎
陶道
身柱
神道
至阳
筋缩
中枢
脊中
悬枢
命门
腰阳关

图 3-96　三棱针点刺风府至长强各个脊椎棘突间

神经衰弱

【概述】

神经衰弱是指由于某些长期存在的精神因素引起脑功能活动过度紧张，从而产生了精神活动能力的减弱。其主要临床特点是易于兴奋又易于疲劳，常伴有各种躯体不适感和睡眠障碍，不少患者病前具有某种易感素质或不良个性。在中医学"失眠""虚劳""郁证"中可找到类似的描述。

【临床表现】

以神经衰弱症状为主要临床表现，至少有下述症状的三项。

（1）衰弱症状：如脑力易疲劳，感到没有精力和脑力迟钝，注意力不集中或不能持久，感到记忆差。

（2）情绪症状：易烦恼，易激惹，往往伴有因症状而发生的继发性焦虑苦恼。

（3）兴奋症状：容易精神兴奋，表现为回忆和联想增多且控制不住，兴奋伴有不快感而没有言语运动增多。

（4）紧张性疼痛：紧张性疼痛或肢体肌肉酸痛。

（5）睡眠障碍：如入睡困难，为多梦所苦，醒后感不解乏，睡眠感消失（实际已睡，自感未睡），睡眠觉醒节律紊乱（夜间不眠，白天没精打采和打瞌睡）。

【治疗】

处方 耳尖

操作：患者取坐位，先按揉耳廓1分钟，然后将患者患侧耳廓自耳房对折，常规消毒后，取耳廓上尖端折点处为针刺部位，用小号三棱针迅速刺入皮肤1~2mm，然后用手挤压针刺点附近耳廓，挤出5~10滴血，再用消毒干棉球压迫止血（图3-97）。

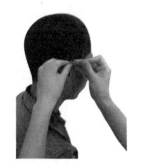

图3-97 三棱针点刺耳尖穴

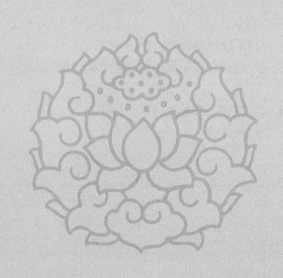

第四章

皮肤科疾病刺血疗法

痤疮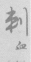

【概述】

痤疮俗称"粉刺""青春痘"，是一种常见的炎性皮脂毛囊疾病。多发生于男女青春发育期，以面部多见，也可发生在前胸和后背皮脂腺分泌较多的部位，油性皮肤的人更加严重，特点为粉刺、丘疹、脓疱、结节和囊肿。多数认为本病与雄激素、皮脂腺和毛囊内微生物密切相关。此外，遗传、饮食、胃肠功能、环境因素、化妆品及精神因素亦与本病的发病有关。临床上常分为白头粉刺和黑头粉刺两类。如毛囊口开放，脂栓因氧化及粉尘所染而呈黑色，称为黑头粉刺。如毛囊口闭合，丘疹顶端呈白色故称为白头粉刺。属中医学"肺风""粉刺"范畴。

【临床表现】

（1）病变多发生在皮脂腺丰富的部位，如面部、胸部、背部等。

（2）初起为粉刺（黑头粉刺较为常见，表现为毛孔中出现小黑点，用手挤压可挤出黄白色脂栓；白头粉刺呈灰白色小丘疹，无黑头，不易挤出脂栓）。

（3）在发展过程中可演变为炎性丘疹、脓疱、结节、囊肿、瘢痕等。

（4）若炎症明显时则可引起疼痛及触痛。

处方一 大椎、肺俞、膈俞

操作：先从穴位四周向穴位处挤压，使局部充血。常规消毒后，用三棱针快速点刺，每穴3~5下，见少量出血后立即拔火罐，至停止出血后起罐，再用酒精棉球擦净血迹（图4-1）。

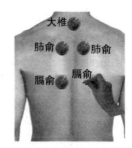

图4-1 三棱针点刺大椎、肺俞、膈俞

处方二 耳尖、大椎

操作：常规消毒，用三棱针或5号注射器针头迅速点刺耳尖穴出血，挤压使其出血3~5滴，后用消毒干棉球按压止血。大椎穴用三棱针或5号注射器针头挑破出血，并用闪火法拔火罐，留罐时间为5分钟（图4-2，图4-3）。隔日1次，10次为1个疗程，双侧耳尖穴交替治疗。

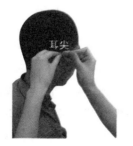

图4-2 三棱针点刺耳尖穴

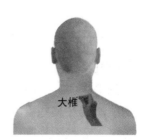

图4-3 三棱针点刺大椎穴

操作：常规消毒，用梅花针叩刺，一般以面颊、额等病变部位为主，背部的大椎、肺俞穴周围施以环形叩刺，可在督脉和膀胱经循经取穴施以叩刺。叩刺强度可根据患者的体质、病情和部位而定，可分为轻、中、重三种叩刺法。轻度叩刺，局部皮肤略有潮红，适用于皮肤黏膜敏感部位和耐受力差的患者；中度叩刺，局部皮肤潮红但不渗血，适用于耐受力中等的患者；重度叩刺，局部皮肤明显发红有渗血，适用于实证病情较重的患者。背部穴位在叩刺后配合拔罐5～10分钟疗效较佳（图4-4）。隔日1次，10次为1个疗程。

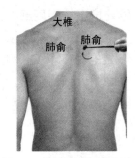

图4-4 梅花针叩刺大椎、肺俞

黄褐斑

【概述】

黄褐斑是发生在面部的黄褐色色素沉着斑。多发于女性，与妊娠、内分泌失调、口服避孕药、慢性疾病、日光久晒、精神刺激、消化功能紊乱及某些接触焦油类职业等有关。临床表现为淡褐色或淡黑色斑，形状不规则，对称分布于额、眉、颊、鼻、上唇等颜面皮肤，一般无自觉症状及全身不适。中医学中称之为"黧黑斑""肝斑""蝴蝶斑"。

【临床表现】

（1）面部皮损为黑斑，平于皮肤，色如尘垢，淡褐或淡黑，无痒痛。

（2）常发生在额、眉、颊、鼻背、唇等颜面部。

（3）多见于女子，起病有慢性过程。

【治疗】

 大椎、肺俞、膈俞、肝俞、脾俞、胃俞

操作：每次选取4～6穴。常规消毒后，用三棱针点刺2～3下，或用皮肤针叩刺至皮肤微微发红，再在此部位上拔罐5～10分钟，将瘀血拔出（图4-5）。除大椎穴外以上穴位均双侧取穴，交替使用，1周2次，10次为1个疗程。

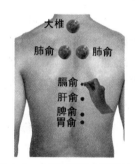

图4-5 大椎及背俞穴刺络放血

阿是穴

 操作：常规消毒，选择面部黄褐斑密集区，用小三棱针点刺2～3下，再用手挤压出血，直至血的颜色变淡为止，再用消毒干棉球擦净。

荨麻疹

【概述】

荨麻疹又称风疹块，是一种常见的过敏性皮肤病，常由各种过敏性刺激因素引起，也可因为肠道寄生虫引起。其临床表现为局限性风疹块样损害，骤然发生并迅速消退，愈后不留任何痕迹，有剧烈瘙痒及烧灼感，也可为慢性过程。分急性与慢性两种类型：急性荨麻疹起病急，慢性者可迁延数月或数年。属中医学"瘾疹""风团""风疹"范畴。

【临床表现】

（1）急性荨麻疹发病急骤，皮肤突然出现形状不一、大小不等的风团，融合成片或孤立散在，呈淡红色或白色，边界清楚，周围有红晕，瘙痒不止。数小时内水肿减轻，变为红斑而渐消失，但伴随搔抓新的风团会陆续发生，此伏彼起，一日之内可发作数次。一般在2周内停止发作。

（2）慢性荨麻疹一般无明显全身症状，风团时多时少，有的可有规律，如晨起或晚间加重，有的则无规律性。病情缠绵，反复发作，常多年不愈。

（3）荨麻疹发生部位可局限于身体某部，也可泛发于全身。如果发生于胃肠，可见恶心、呕吐、腹痛、腹泻等；喉头黏膜受侵则胸闷，气喘，呼吸困难，严重者可引起窒息而危及生命。

【治疗】

处方一　大椎、肺俞（双侧）、膈俞（双侧）

操作：常规消毒，用三棱针点刺出血，再用闪火法拔火罐，留罐5～10分钟（图4-6）。隔日1次，10次为1个疗程。

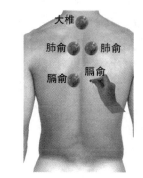

图4-6　三棱针点刺大椎、肺俞、膈俞

处方二　阿是穴、背部膀胱经

操作：局部常规消毒，用梅花针中度叩刺皮肤严重瘙痒处及背部膀胱经，以皮肤潮红微微渗血为度，再在被叩刺的部位用闪火法拔火罐，留罐5～10分钟，起罐后用消毒干棉球擦净血迹（图4-7）。

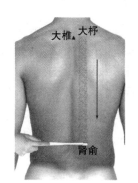

图4-7　梅花针叩打背部膀胱经

耳穴：神门、肺、荨麻疹点、肾上腺

操作：患者端坐，先轻揉耳廓，使其充血，常规消毒后，用三棱针依次点刺上述穴位，每个穴位挤压出血3～5滴，完毕后用消毒干棉球压迫针孔止血（图4-8）。每日1次，10次为1个疗程，每次取单侧耳穴进行治疗，双耳交替使用。

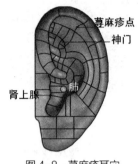

图4-8　荨麻疹耳穴

银屑病

【概述】

银屑病是一种容易复发的，具有顽固特征性皮损的慢性鳞屑性皮肤病，又称牛皮癣。本病好发于青壮年，男性多于女性，有一定的遗传倾向，大多数冬季发病或加重，夏季减轻，久病患者与季节变化关系不明显。本病可发于全身各处，但以四肢伸侧，尤其是肘膝部多发。其次头皮、腰部、掌、指（趾）甲及黏膜也可受累。属中医学"松皮癣""白疕"范畴。

【临床表现】

（1）皮损初起为针尖至扁豆大的炎性红色丘疹，常呈点滴状分布，迅速增大，表面覆盖银白色多层性鳞屑，状如云母。鳞屑剥离后，可见薄膜现象及筛状出血，基底浸润，可有同形反应。陈旧皮疹可呈钱币状、盘状、地图状等。

（2）好发于头皮、四肢伸侧，以肘关节面多见，常泛发全身。

（3）部分患者可见指甲病变，轻者呈点状凹陷，重者甲板增厚，光泽消失。或可见于口腔、阴部黏膜。发于头皮者可见束状毛发。

（4）起病缓慢，易于复发。有明显季节性，一般冬重夏轻。

（5）可有家族史。

【治疗】

患处局部

　　操作：常规消毒，用梅花针由病灶外向内、由轻渐重反复叩刺患处局部，直至皮肤微微渗血，皮肤平坦处可配合拔罐5~10分钟。1周2次，10次为1个疗程。

委中、耳背静脉

　　操作：刺委中，取患者站立位，皮肤常规消毒后，选用三棱针一枚，左手拇指压在被刺部位下端，右手持三棱针对准委中部青紫脉络处与局部皮肤成60°角，斜刺入脉中后迅速将针退出，使瘀血流出。可使用消毒棉球轻轻按压静脉上端，以助瘀血排出。待停止出血后，再用消毒棉球按压针孔，最后以创可贴保护针孔，以防感染。刺耳背用点刺放血法。先找到耳背之青筋（暴露的静脉），消毒后用三棱针快速点刺，然后挤压针孔，放出鲜血数滴，再用消毒干棉球按压止血（图4-9，图4-10）。注意刺时不要过深，以免伤及软骨。本病的急性期可隔日治疗1次，慢性期每周治疗2次。

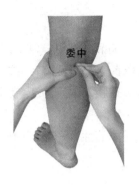

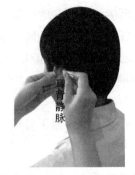

图 4-9　三棱针点刺委中穴　　　图 4-10　三棱针点刺耳背静脉

处方三　督脉旁开5分、1.5寸、3寸六条线、患处局部

操作：消毒皮肤，叩刺六条线，反复3次，皮损局部重叩出血为度，再用闪火法拔罐5～10分钟（图4-11）。1周2次，10次为1个疗程。

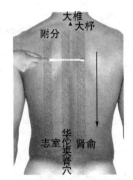

图 4-11　梅花针叩打督脉旁开6条线

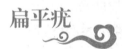
扁平疣

【概述】

扁平疣是由人类乳头瘤病毒所致的一种发生于皮肤浅表的良性

赘生物。表现为分散分布、质地柔软、顶部光滑、粟粒至绿豆大、淡褐或高出皮肤表面的扁平状丘疹，多发生于青年人面部或手背，尤以青春期前后女性为多，故也称青年扁疣。属中医学"扁瘊"范畴。

【临床表现】

（1）好发于颜面、手背及前臂等处，为米粒至黄豆大扁平隆起的丘疹。

（2）呈圆形、椭圆形或不规则的多边形，表面光滑质硬，浅褐色或正常皮色，散在或密集，也可能融合成小片。

（3）一般无自觉症状，消退期可有痒感。病程有自限性，1~2年可自愈，愈后不留痕迹。也有持续多年不愈者。

【治疗】

疣的局部

处方
一

操作：常规消毒，先叩打疣周围，以螺旋式叩打，从外向内至疣基底部，宜密刺；若见疣数量较多时，要选择最早长出或体积最大者叩刺，不但叩打基底部，疣的顶端亦需叩刺，可刺破出血，这样可破坏疣体血运营养供应，从而使其枯萎脱落。扁平疣体及其基底部重刺激，其他部位中等刺激，后用火罐拔吸出血，出血量约2ml，起罐后用干棉球擦净血。1周2次，5次为1个疗程。

疣的局部

操作：选择最早出现的皮疹，俗称"母瘊子"和较大的典型皮疹，常规消毒后，左手拇、食、中三指夹紧被刺皮疹，右手持三棱针快速点刺皮疹，点刺深度以皮疹高出皮肤表面的两倍为宜，随即迅速退出，轻轻挤压针孔周围，使之少许出血。1周2次，5次为1个疗程。

处方
三
耳背静脉

操作：选患者耳背上1/3近耳轮处的明显静脉血管1支，揉搓1~2分钟，使其充血，常规消毒后用左手拇、食指将耳背拉平，中指顶于下，右手持三棱针刺破血管，让血自行流出（约10滴），然后用酒精棉球不断擦拭，待血色变淡后用消毒干棉球按压止血（图4-12）。1周2次，双耳交替治疗。

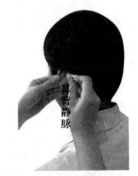

图4-12　三棱针点刺耳背静脉

带状疱疹

【概述】

带状疱疹是由水痘带状疱疹病毒引起的急性炎症性皮肤病。其主要特点为簇集水疱，沿一侧周围神经群集带状分布，伴有明显神经痛。初次感染表现为水痘，以后病毒可长期潜伏在脊髓后根神经节，免疫功能减弱可诱发水痘带状疱疹病毒再度活动，生长繁殖，沿周围神经波及皮肤，发生带状疱疹。带状疱疹患者一般可获得对该病毒的终生免疫。但亦有反复多次发作者。属中医学"缠腰火丹""蛇窜疮"等范畴。

【临床表现】

（1）发病前常有轻度发热、疲倦乏力、食欲不振、全身不适、皮肤灼热刺痛等症状，亦可不发生前驱症状而直接出现丘疱疹。

（2）皮损部神经痛为本病的主症之一，但疼痛程度不一，且不与皮损严重程度成正比。

（3）疱疹好发于腰腹之间，其次是颈项、面部。呈带状排列，刺痛。有些患者在皮疹完全消退后仍遗留神经痛。

【治疗】

阿是穴（皮损局部）

处方一

操作：疱疹局部皮肤常规消毒后，首先用梅花针叩刺，手法由轻到重，顺序从周围临界皮肤到疱疹集簇处，程度以皮肤出血、疱壁破裂为度。在确认患部皮肤全部叩刺后，即在叩刺处拔罐，吸出大量的水性分泌物和少量血液。留罐时间为5～10分钟。如果患者皮肤面积大，则在第一遍拔罐未能覆盖处进行第二遍拔罐，直至遍及患部，不得遗漏。再用酒精棉球揩净患部皮肤，局部涂上甲紫即可。隔日治疗1次，5次为1个疗程。

阿是穴

处方二

操作：选取疱疹群间正常皮肤处阿是穴，并注意选择疱疹带两端之穴位。

对阿是穴常规消毒后，视患者年龄体质选取适当三棱针点刺若干点，年龄小或有恐惧心理者点刺1～2点即可；青壮年无恐惧心理病情较重者可分三处选取穴位，即疱疹带两端及中间，每处点刺2～3点。后在点刺处选取大小合适的火罐用闪火法拔罐，放血量及留罐时间视患者体质、年龄、病情等情况而定，一般情况下每拔罐处放血约2ml即可，留罐时间5～10分钟为宜。取罐后用酒精棉球消毒患处。每日或隔日治疗1次，10次为1个疗程。疗效突出者1周即可痊愈。

患侧华佗夹脊穴、疱疹周围

处方三

操作：常规消毒，用三棱针在疱疹周围及患侧华佗夹脊穴刺络出血，再用闪火法将玻璃罐叩至刺络部位，留罐5～10分钟，出血2～3ml。隔日治疗1次，5次为1个疗程。

带状疱疹后遗神经痛

【概述】

带状疱疹后遗神经痛是带状疱疹皮损完全消退后，皮损部位遗留的烧灼样刺痛。多发于老年人，可持续数月至数年，缠绵不愈，顽固难除。

【治疗】

阿是穴（皮肤瘢痕或色素沉着区、神经疼痛分布区）

处方一

操作：局部常规消毒后，用梅花针沿病损皮肤瘢痕或色素沉着区、神经疼痛分布区，用重度刺激法，均匀叩击至局部皮肤发红，有轻微出血为度，然后沿叩刺部位拔火罐若干，5分钟后起罐，再用酒精棉球将血迹擦净。隔日1次，5次为1个疗程。

阿是穴

处方二

操作：局部常规消毒后，在带状疱疹神经痛部位，先用三棱针点刺出血，再加拔火罐5～10分钟，起罐后用酒精棉球擦净血迹。隔日1次，5次为1个疗程。

阿是穴（原疱疹循行部位及现疼痛区域）

处方三

操作：局部常规消毒后，用梅花针中等力度叩刺，以局部皮肤发红或隐隐出血为度，再用酒精棉球擦净血迹。隔日1次，5次为1个疗程。

神经性皮炎

【概述】

神经性皮炎是一种皮肤神经功能失调所致的肥厚性皮肤病，又称慢性单纯性苔癣，以皮肤苔化和阵发性剧痒为特征。多见于青年和成年人，儿童一般不发病。夏季多发或季节性不明显。本病属中医学"顽癣""牛皮癣""摄领疮"等范畴。

【临床表现】

（1）本病多见于成年人，好发于项后两侧、肘膝关节，但亦可发于眼周和尾骶等处。皮损初起为正常皮色或淡红色扁平丘疹，呈圆形或多角形，密集成片，边缘清楚。日久局部皮肤增厚、干燥粗糙、纹理加深，形成苔藓样变，表面有少许鳞屑。自觉阵发性剧烈瘙痒，尤以夜间及安静时为重。

（2）本病病程较长，常数年不愈，发展及扩大到一定程度后就长期不变，也有的在数周内自行消退而不留任何痕迹，但易反复发作。

【治疗】

患处皮肤

处方一

操作：病灶局部常规消毒，以梅花针中度叩刺，至皮肤隐隐出血为度，再用闪火法拔罐，留罐5～10分钟，起罐后用消毒棉球擦干血迹。隔日1次，5次为1个疗程。

背部膀胱经循行部位反应点、避开皮损、左右上下各一，共4穴

处方二

操作：患者俯卧位，选取穴位后，局部常规消毒，左手捏起穴位处皮肤肌肉，右手持小号三棱针，快速刺入皮下，针尾下压，针尖挑起穴位处皮肤，加力挑断所选各穴局部皮肤纤维，操作时可听到"崩崩"之声。每周1次，7次为1个疗程。

脂溢性皮炎

【概述】

　　脂溢性皮炎，好发于皮脂腺分布较多的地方，如头皮、面部、胸部及皱褶部。发生于头皮部位，开始为轻度潮红斑片，上覆灰白色糠状鳞屑，伴轻度瘙痒，皮疹扩展，可见油腻性鳞屑性地图状斑片；严重者伴有渗出、厚痂、有臭味，可侵犯整个头部，头发可脱落、稀疏。面部损害多见于鼻翼、鼻唇沟和眉弓，有淡红色斑，覆以油腻性黄色鳞屑，常满面油光。胸部、肩胛部，初为小的红褐色毛囊丘疹伴油腻性鳞屑，以后逐渐成为中央具有细鳞屑，边缘有暗红色丘疹及较大的油腻性的环状斑片。皱褶部多见于腋窝、乳房下、脐部和腹股沟等，为边界清楚的红斑、屑少，湿润，常伴为糜烂、渗出。多见于30岁至50岁，尤其是肥胖的中年人。本病慢性经过，易反复发作，常伴为毛囊炎、睑缘炎，面部常与痤疮、酒渣鼻、螨虫皮炎并发。属中医学"白屑风""油风""面游风"等病证范畴。

【临床表现】

　　（1）皮损处多为淡红色或黄红色如钱币状斑片，上覆油腻性鳞屑或痂皮。干性皮脂溢出，多见干燥脱屑斑片。自觉瘙痒。

　　（2）好发于头面、鼻唇沟、耳后、腋窝、上胸部、肩胛部、脐窝及腹股沟等皮脂溢出部位。

　　（3）多有精神易兴奋、皮脂分泌异常或偏食习惯。

【治疗】

阿是穴

处方一

操作：病变局部常规消毒，用梅花针叩刺，操作时以病灶中心为起点，按顺时针方向逐渐扩展，直至全部病灶部位叩刺至微微渗血，然后根据皮损的大小，选择大中小不同型号的火罐，紧叩局部，留罐5～10分钟，以每罐拔出血量2～3ml为宜，起罐后用消毒棉球擦净血迹。隔日治疗1次，3次为1个疗程。

处方二

阿是穴、大椎

操作：局部常规消毒，每穴用三棱针点刺2～3下，然后用闪火法拔罐，待停止出血后即可起罐，再用酒精棉球擦净血迹（图4-13）。隔日治疗1次，3次为1个疗程。

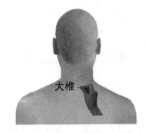

图4-13　三棱针点刺大椎穴

处方三

耳尖、耳背静脉

操作：先按摩双侧耳廓使其充血，常规消毒后，左手固定耳廓，右手持三棱针分别点刺耳尖和耳背静脉出血，再用双手挤压针孔，至血液颜色变淡为止，用消毒干棉球按压止血（图4-14，图4-15）。双耳交替治疗，每周1次，4次为1个疗程。

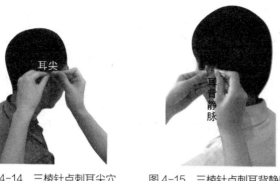

图 4-14　三棱针点刺耳尖穴　　　图 4-15　三棱针点刺耳背静脉

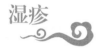湿疹

【概述】

　　湿疹是一种常见的由多种内外因素引起的表皮及真皮浅层的炎症性皮肤病，一般认为与变态反应有一定关系。其临床表现具有对称性、渗出性、瘙痒性、多形性和复发性等特点。可发生于任何年龄、任何部位、任何季节，但常在冬季复发或加剧，有渗出倾向，慢性病程，易反复发作。属中医学"湿疮"范畴。

【临床表现】

　　皮疹呈多形性损害，如丘疹、疱疹、糜烂、渗出、结痂、鳞屑、肥厚、苔藓样变、皮肤色素沉着等。根据湿疹症状和发病缓急可分为急性、亚急性和慢性三期。

　　（1）急性湿疹起病较快，初起为密集的点状红斑及粟粒大小的丘疹和疱疹，很快变成小水疱，破溃后形成点状糜烂面，瘙痒难忍，并可合并感染，形成脓疱，脓液渗出。

（2）亚急性湿疹为急性湿疹迁延而来，见有小丘疹，并有疱疹和水疱，轻度糜烂，剧烈瘙痒。

（3）急性、亚急性湿疹反复发作不愈，则变为慢性湿疹，也可能发病时就为慢性湿疹，瘙痒呈阵发性，遇热或入睡时瘙痒加剧，皮肤粗糙、增厚，触之较硬，苔藓样变，色素沉着，有抓痕，间有糜烂、渗出、血痂、鳞屑。病程较长，可迁延数月或数年。

【治疗】

阿是穴（湿疹部位）

操作：常规消毒后，皮损周围用三棱针点刺出血，根据皮损的范围大小，点刺5～10下，深度1～3分，后立即用闪火法拔罐，留罐5～10分钟。隔日治疗1次，5次为1个疗程。

阿是穴（湿疹部位）

操作：湿疹皮损部位常规消毒，右手握住梅花针针柄的后部，使柄的末端贴在手的小鱼际部位，将食指伸直压在柄上，其他四指从两侧压住针柄，针头垂直对准叩刺部位，运用腕部弹力均匀地叩刺，以局部潮红或微微渗血为度，后用闪火法拔罐，停止出血后即可起罐，再用酒精棉球擦净。隔日治疗1次，5次为1个疗程。

处方三 阿是穴（湿疹部位）、大椎、肺俞、膈俞、脾俞

操作：常规消毒湿疹皮损部位，用三棱针从皮损中心逐渐向外围迅速点刺数下，至皮损最外边界，以微出血为度。肌肉丰厚处、较平坦部位在点刺后迅速拔上火罐；瘦削、骨骼、关节部位仅施以点刺手法。病变局部操作结束后，嘱患者俯卧位，以三棱针点刺大椎及双侧肺俞、膈俞、脾俞，每穴点刺数2～3下，以微出血为度，然后用闪火法拔罐，停止出血后即可起罐，再用酒精棉球擦净血迹（图4-16）。每周治疗2次。

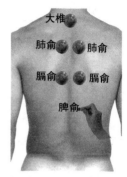

图4-16　三棱针点刺大椎、肺俞、膈俞、脾俞穴

皮肤瘙痒症

【概述】

皮肤瘙痒症是一种自觉瘙痒而临床上无原发损害的皮肤病。皮肤瘙痒症的病因尚不明了，多认为与某些疾病有关，如糖尿病、肝病、肾病等；同时还与一些外界因素刺激有关，如寒冷、温热、化纤织物等。皮肤瘙痒症有泛发性和局限性之分，泛发性皮肤瘙痒症患者最初皮肤瘙痒仅限局限于一处，进而逐渐扩展至身体大部或全身，皮肤瘙痒常为阵发性，尤以夜间为重，由于不断搔抓，出现抓

痕、血痂、色素沉着及苔藓样变化等继发损害。局限性皮肤瘙痒症发生于身体的某一部位，常见的有肛门瘙痒症、阴囊瘙痒症、女阴瘙痒症、头部瘙痒症等。

【临床表现】

（1）初起时无皮肤损害而以阵发性剧烈瘙痒为主要症状，饮酒之后、情绪变化、被褥过于温暖以及某些暗示都可促使瘙痒发作及加重。

（2）由于经常搔抓，患处可出现抓痕、血痂，日久皮肤增厚，皮纹增粗，发生色素沉着、苔藓化等激发损害。

（3）由于瘙痒入夜尤甚，影响睡眠，又可出现头晕、精神忧郁、烦躁等神经衰弱的症状。

【治疗】

处方一

阿是穴（皮肤瘙痒处）

操作：常规消毒瘙痒处皮肤，用梅花针叩刺，手法不轻不重，均匀用力，以叩至皮肤潮红为度，叩刺处可配合拔火罐5～10分钟。

处方二

耳尖、耳背静脉

操作：先用手轻轻揉搓使耳廓充血，局部常规消毒后，用三棱针点刺耳尖及（或）耳背静脉明显处出血，再用手挤压出血，待挤出之血颜色变淡时，用消毒干棉球按压针孔止血（图4-17，图4-18）。隔日1次，10次为1个疗程。

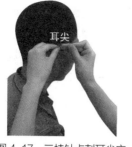

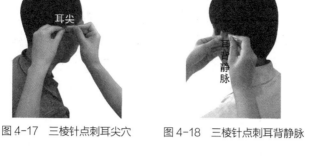

图 4-17　三棱针点刺耳尖穴　　　图 4-18　三棱针点刺耳背静脉

处方
三

大椎、风门、肺俞、膈俞

操作：以上穴位除大椎外均双侧取穴，每次取3～4个。局部皮肤常规消毒后，每穴用三棱针点刺3～5下，再用闪火法拔火罐，留罐5～10分钟（图4-19）。隔日1次，10次为1个疗程。

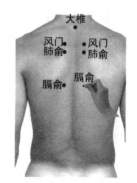

图 4-19　三棱针点刺大椎、风门、肺俞、膈俞

丹毒

【概述】

丹毒是皮肤及其网状淋巴管的急性炎症。其临床表现为起病

急，局部出现界限清楚之片状红疹，颜色鲜红，并稍隆起，压之褪色，皮肤表面紧张炽热，迅速向四周蔓延，有烧灼样痛，伴高热畏寒及头痛等。本病好发于颜面和小腿部，其中发于头面者称"抱头火丹"，发于腿胫者称"流火"，游走全身者称"赤游丹"。

【临床表现】

（1）多数发生于下肢，其次为头面部。

（2）有皮肤、黏膜损伤病史。

（3）开始可见恶寒、发热、头痛、纳呆等全身症状。

（4）病损局部皮肤发红，压之褪色，放手即恢复，皮肤稍隆起，境界清楚。严重者红肿局部可见有瘀点、紫癜，逐渐转为暗红色或橙黄色。5～6天后发生脱屑，逐渐痊愈。

（5）新生儿丹毒常呈游走性。

【治疗】

阿是穴

操作：局部皮肤常规消毒后，用已消毒的梅花针在患处做轻快的雀啄样叩刺，强度以患者能耐受为度，以红肿痒痛较重部位为叩刺重点，叩至患部轻微渗血，然后用闪火法拔罐，待瘀血流尽即可起罐，再用酒精棉球擦净血迹。隔日治疗1次，5次为1个疗程。

阿是穴

处方二 操作：先于患处寻找紫暗色充盈怒张的小血脉，或者周围皮下呈现暗紫色的皮肤，常规消毒后，用三棱针快速点刺3～4下，然后用闪火法拔罐，待瘀血流尽后即可起罐，再用酒精棉球擦净血迹。隔日治疗1次，5次为1个疗程。

处方三 四缝穴

操作：嘱患者取正坐位，病在左侧刺左手，病在右侧刺右手，病在中间刺双手。病情较轻时只需点刺中指一穴。局部常规消毒后，用三棱针速刺四缝穴，挤出少量黏液（有时夹有血滴）（图4-20）。隔日1次，点刺4次无效者，改用其他方法治疗。

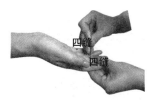

图4-20　三棱针点刺四缝穴

白癜风

【概述】

白癜风是一种后天性黑色素脱失性皮肤病。在临床上表现为大小不等、形态不一的色素脱失斑，数目不定，边缘清楚，有的白斑外围正常皮肤处色素增加，在医学上称为周边色素加涂现象。白斑上的毛发可变白，也可不变。白斑可发生于全身任何部位，但以面部、颈部、手背等暴露部位及外生殖器等皱褶处皮肤多见。多数为限局性，孤立存在，也可呈对称分布，或沿神经呈带状分布，还可以泛发全身，只剩少数正常皮肤。本病好发于各年龄组，但20岁前发病占多数。发病原因目前仍不清楚，可能与遗传、自身免疫、黑素细胞自身破坏和神经化学因素有关。属中医学"白驳风""斑白"范畴。

【临床表现】

（1）皮损颜色变白，或斑或点，形状不一，无瘙痒。

（2）可发生在身体各处，以四肢、头面多见。

（3）多见于情志内伤青年。

【治疗】

阿是穴

处方一

操作：常规消毒患处皮肤，用消毒梅花针从患部边缘向中心叩刺，叩刺力度以患者能够耐受为度，叩至皮肤潮红隐隐出血为度，最后用酒精棉球擦净血迹。隔日治疗1次，10次为1个疗程，未愈者间隔3～5日再行第2个疗程治疗，直至痊愈。

处方二

背腰骶部的督脉和膀胱经

操作：常规消毒，用梅花针以中度刺激手法循经叩刺背腰骶部的督脉和膀胱经，以皮肤潮红为度，再用闪火法拔罐，留罐5～10分钟（图4-21）。隔日治疗1次，10次为1个疗程。

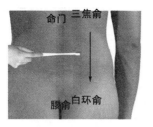

命门 三焦俞

腰俞 白环俞

图 4-21　梅花针叩刺腰骶部督脉和膀胱经

斑秃

【概述】

　　斑秃是一种骤然发生的局限性斑片状的脱发性毛发病。其病变处头皮正常，无炎症及自觉症状。本病病程经过缓慢，可自行缓解和复发。若整个头皮毛发全部脱落，称全秃；若全身所有毛发均脱落者，称普秃。该病与免疫力失调、压力突然加大有一定关系。中医学称为"头风"，俗称"鬼剃头"。

【临床表现】

　　（1）本病多见于青年人，突然出现圆形或椭圆形秃发斑，数目不等，大小不一。

　　（2）局部皮肤无炎症现象，平滑光亮，无任何自觉症状。也有少数患者早期在秃发区可以看到红斑和浮肿。

　　（3）秃发边缘的头发松动，很容易脱落或拔出，拔出时可见发干近端萎缩。个别患者病损区可不断扩大，以致整个头发全部脱光（成为"全秃"）或周身毛发包括眉毛、胡须、腋毛、阴毛等全部脱落（成为"普秃"）。

（1）多数患者在一年内脱落的毛发可以重新生出，新生的毛发细软，呈黄白色，以后逐渐变黑变粗而恢复正常。

【治疗】

阿是穴（斑秃局部）

方法一

操作：常规消毒，用梅花针从脱发区边缘开始，做圆形呈螺旋状向中心区叩刺，弹刺时利用手腕部灵巧弹力，当针尖与皮肤表面呈垂直接触时立即弹起。手法适中均匀，叩至皮肤发红或出现散在出血点为度，将血迹擦干净，再用鲜生姜片擦。每3天治疗1次，10次为1个疗程，疗程间隔3~5天。

方法二

主穴：阿是穴（斑秃局部）；辅穴：百会、风池（双侧）。

操作：局部皮肤常规消毒后，先用梅花针从脱发边缘略外由外周渐至中心做环状重手法密集弹刺，百会、风池亦行弹刺，均至微渗血为度，然后用艾条行局部温灸，每处3~5分钟，行环状灸或雀啄灸，至皮肤红晕为止。当局部已有稀疏新发生长时，改用轻叩法（图4-22）。每日1次，7次为1个疗程，疗程之间休息3~4天。

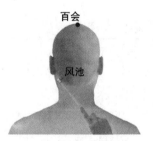

图4-22 梅花针叩刺风池、百会

第五章

外科疾病刺血疗法

急性乳腺炎

【概述】

急性乳腺炎是由细菌感染所致的急性乳房炎症，常在短期内形成脓肿，多由金黄色葡萄球菌或链球菌沿淋巴管入侵所致。多见于产后2~6周的哺乳妇女，尤其是初产妇。病菌一般从乳头破口或皲裂处侵入，也可直接侵入引起感染。一般来讲，急性乳腺炎病程较短，预后良好，但若治疗不当，也会使病程迁延，甚至可并发全身性化脓性感染。属中医学"乳痈"范畴。

【临床表现】

（1）初起乳房内有疼痛性肿块，皮肤不红或微红，排乳不畅，可有乳头破裂糜烂。化脓时乳房肿痛加重，肿块变软，有应指感，溃破或切开引流后，肿痛减轻。如脓液流出不畅，肿痛不消，可有"传囊"之变。溃后不收口，渗流乳汁或脓液，可形成乳漏。

（2）多有恶寒发热、头痛、周身不适等症。

（3）患侧腋下可有瘰核肿大疼痛。

（4）患者多数为哺乳妇女，尤以未满月的初产妇为多见。

【治疗】

处方一　少泽

操作：取同侧或双侧少泽穴，在其上下用左手拇食指向针刺处推按，使血液积聚于针刺部位，常规消毒后，左手夹紧少泽穴处，右手持消毒三棱针快速刺入1~2分深，迅速退出，轻挤针孔周围，使出血3~5滴，然后用消毒干棉球按压针孔止血（图5-1）。

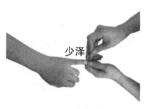

图5-1 三棱针点刺少泽穴

处方二

主穴：至阳；配穴：肩井、少泽、大椎。

操作：至阳穴用三棱针点刺放血5～10滴，肩井穴用1.5寸毫针沿皮刺向肩峰，少泽、大椎均用毫针泻法。乳痈初起，脓尚未成者，只取至阳穴点刺放血，一般13天即可痊愈。病情较重者加刺肩井，排乳不畅者加刺少泽，发热恶寒较甚者加刺大椎（图5-2）。

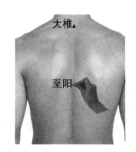

图5-2 三棱针点刺至阳穴

处方三 膏肓穴（患侧）、膏肓穴上下两横指处（患侧）

操作：以患侧膏肓穴为中心，再取其上下各两横指（约1.5寸）处，共三点。根据病变部位选择挑刺点，部位在乳上者，取上中两点；部位在乳中者，取上中下三点；部位在乳下者，取中下两点；双侧病变者取双侧穴位。患者俯坐位，暴露背部，医生根据病变部位选定挑刺点后，常规消毒皮肤，医者左手拇食中三指用力将皮肤提起，右手持三棱针快速刺入皮下约1cm，慢慢摇动针尾数下后拨出。此时可有暗红色瘀血自动流出，医者用双手对挤挑刺点周围皮肤，直至挤出的血液变为鲜红或挤尽鲜血为度，然后在挑刺点贴上创可贴（图5-3）。

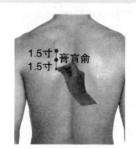

图5-3 三棱针点刺膏肓俞等穴

急性淋巴管炎

【概述】

急性淋巴管炎系致病菌从破损的皮肤或感染灶蔓延至邻近淋巴管内，所引起的淋巴管及其周围组织的急性炎症。通常由化脓性链球菌引起。多发于四肢，浅层淋巴管炎在伤口近侧出现一条或多条红线，硬而有压痛；并伴发热、恶寒、乏力等。属中医学"红丝疗"范畴。

【临床表现】

（1）红丝显露先从手、前臂或足、小腿部开始，可延伸至肘、腋或膝、股缝处，同时有髎核肿痛，肿胀疼痛。病变深者，皮肤微红或不见红丝，但可触及条索状肿胀和压痛。

（2）一般有恶寒、发热、头痛、脉数等症状。

（3）四肢远端有化脓性病灶或创伤史。

【治疗】

红丝走行路径

操作：暴露红丝疔，沿红线常规消毒，在红线头部用三棱针点刺3针出血，然后从红线头部向下，每隔1寸，点刺1针出血至尾部终止，再沿红丝走行路径拔罐，留罐5分钟，起罐后擦净血迹。

主穴：阿是穴（红肿部位边缘）；配穴：高热者加十二井穴、大椎。

操作：局部常规消毒后，用三棱针快速点刺阿是穴3~5下，刺入深度2~3mm，然后用闪火法拔罐，待罐内出血停止即可起罐，再用酒精棉球擦净血迹。大椎穴用三棱针点刺出血后，加拔火罐5分钟；十二井穴每次选取1~2个穴，使每穴挤压出血3~5滴即可（图5-4~图5-6）。

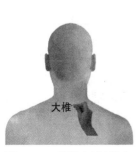

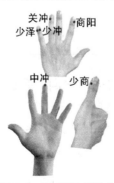

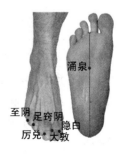

图5-4　三棱针点刺大椎穴　　图5-5　手三阴三阳井穴　　图5-6　足三阴三阳井穴

红丝疗头部、尾部

处方三

操作：常规消毒，用三棱针从红丝疗的两端点刺出血后，在红丝疗的远心端点刺处放上独头蒜片（约5mm厚），蒜片上用艾灸，灸后不久即可见红丝渐渐向近心端回缩，待红丝不再回缩即停止治疗，如不愈者，次日可用上法再灸，一般2～3次即愈。

流行性腮腺炎

【概述】

流行性腮腺炎简称流腮，俗称猪头疯，是春季常见，也是儿童和青少年中常见的呼吸道传染病，亦可见于成人。它是由腮腺炎病毒侵犯腮腺引起的急性呼吸道传染病，并可侵犯各种腺组织或神经系统及肝、肾、心脏、关节等器官，患者是传染源，飞沫的吸入是主要传播途径，接触患者后2～3周发病。腮腺炎主要表现为一侧或两侧耳垂下肿大，肿大的腮腺常呈半球形，以耳垂为中心，边缘不清，表面发热有疼痛，张口或咀嚼时局部感到疼痛。属中医学"痄腮"范畴。

【临床表现】

（1）本病有2周左右的潜伏期。前驱症状可见发热、头痛、口干、纳差食少、呕吐、全身疲乏等。

（2）继而一侧耳下腮部肿大、疼痛，咀嚼困难，触之肿块边缘不清、中等硬度，有弹性，压痛，4～6天后肿痛或全身症状逐渐消失。

（3）一般为单侧发病，少数也可波及对侧，致两侧同时发病。成人发病症状往往较儿童为重，如治疗不及时，部分患者可并发脑膜炎、睾丸炎、卵巢炎等。

【治疗】

　阿是穴（腮腺肿大处）、耳尖、耳穴腮腺处

　　操作：常规消毒后，用三棱针点刺腮腺肿点，使脓血流净，耳尖点刺后挤出血1ml，耳穴腮腺区点刺后挤出血2～3滴（图5-7，图5-8）。隔日放血1次，中病即止。

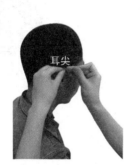

图5-7　三棱针点刺耳尖穴

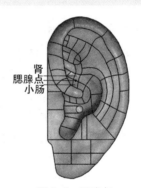

肾
腮腺点
小肠

图5-8　腮腺点

　　主穴：角孙、耳尖、少商；配穴：发热加曲池，并发睾丸炎者加曲泉、三阴交、太冲。

　　操作：局部常规消毒，主穴用三棱针点刺法，使每穴出血3～5滴。配穴用毫针泻法。一般取病变部位同侧的穴位放血，如病变部位在两侧，则两侧同时放血治疗（图5-7，图5-9，图5-10）。

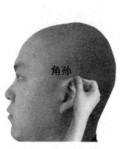

图5-9　三棱针点刺角孙穴

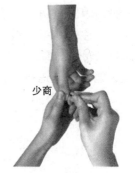

图5-10　三棱针点刺少商穴

处方三　耳背静脉

操作：轻揉患者患侧耳廓使其充血，局部常规消毒后用三棱针点刺怒张最明显的静脉2～3下，然后挤压出血，待血色变淡时，用消毒干棉球按压止血（图5-11）。

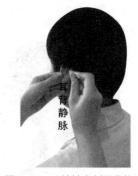

图5-11　三棱针点刺耳背静脉

血栓闭塞性脉管炎

【概述】

血栓闭塞性脉管炎是发生于中小动脉（同时累及静脉及神经）的慢性进行性节段性炎症性血管损害。病变累及血管全层，导致管腔狭窄、闭塞。又称伯格病。多发生于青壮年男性，多有重度嗜烟历史。典型的临床表现为间歇性跛行、休息痛及游走性血栓性静脉炎。该病主要侵犯肢体，尤其是下肢的中、小动脉及其伴行的静脉和皮肤浅静脉，受累血管呈现血管壁全层的非化脓性炎症，管腔内有血栓形成，管腔呈现进行性狭窄以至完全闭塞，引起肢体缺血而产生疼痛，严重者肢端可发生不易愈合的溃疡及坏疽。病因至今尚不清楚。中医学中称之为"脱疽""脱骨疽"等。

【临床表现】

本病起病隐匿缓慢，常呈周期性发作。患肢在发病前或发病过程中会出现游走性浅静脉炎，症见疼痛，怕冷，皮温降低，间歇性跛行，远侧动脉搏动减弱或消失，严重者有肢端溃疡或坏死。临床上按肢体缺血程度可分为三期。

Ⅰ期（局部缺血期）：相当于寒湿阻络型。患肢酸痛，麻木，发凉，怕冷，喜暖恶凉，遇冷痛剧，轻度间歇性跛行，短暂休息后可缓解。检查可见患肢皮肤干燥，皮色苍白，温度稍低，足背或胫后动脉搏动减弱，部分患者小腿出现游走性红硬索条，苔白腻，脉沉细。

Ⅱ期（营养障碍期）：相当于气滞血瘀型。上述诸症加重，并出现静息痛，疼痛剧烈，不能安卧，步履艰难、乏力。患肢肤色由苍白转暗红，可见游走性红斑、结节或硬索，趾甲肥厚、生长缓慢，足背动脉和胫后动脉搏动消失，病程日久则肌肉萎缩，苔白腻，脉沉细而迟。

Ⅲ期（坏死期）：相当于热毒蕴结型。诸症继续加重，患肢疼痛剧烈难忍，皮肤紫暗而肿，指、趾端发黑、干瘪，溃破腐烂，创面肉色不鲜。伴发热、口干、便秘、尿黄赤。苔黄腻，脉弦数。

疾病后期（气阴两伤）：患肢皮肤暗红，肉枯筋痿，疼痛剧烈，不得安卧，趺阳脉消失，伴面色萎黄、形瘦、神疲、心悸气短。舌质淡，脉沉细而弱。

处方 一 气端、阿是穴

操作：气端乃治疗本病之经验穴。其定位于两足十趾尖端，距趾甲1分处，共10穴。常规消毒后以三棱针快速点刺穴位（每次3～4个穴），挤出血液数滴后用消毒干棉球按压止血。阿是穴刺法：用三棱针常规消毒后以散刺法，速刺不留针。刺足趾时深度1分左右。刺下肢时则视其肌肉丰满程度而定，3分到1寸。若有紫黑色血液外流，务必使瘀血流尽，再用酒精棉球擦净污血（图5-12）。

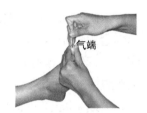

图5-12　三棱针点刺气端穴

处方 二 阿是穴（患肢局部静脉血管较明显处）、委中

操作：阿是穴每次取2～3处，局部常规消毒后，用三棱针刺入患肢局部较明显的小静脉，使其自然出血，能拔火罐的部位待自然出血停止后再拔罐。再嘱患者手扶桌案，足跟着地，用力挺直膝关节，使血络显露。对准委中部瘀血明显的静脉迅速刺入1～2分，随即迅速退出。待血色由黑紫转为鲜红时，用消毒干棉球按压止血（图5-13）。每周治疗2次，5次为1个疗程。

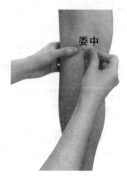

图5-13　三棱针点刺委中穴

股外侧皮神经炎

【概述】

股外侧皮神经炎又名"感觉异常性股痛"，是由于股外侧皮神经受损引起的大腿外侧皮肤感觉异常及疼痛的综合征。该病以中年男性为多见。属中医学"皮痹"范畴。

【临床表现】

（1）多为单侧发病，起病可急可缓，病程长久而缓慢，主要症状有大腿前外侧持续性蚁行及麻木、僵硬、刺痒、烧灼或压迫感等。

（2）疼痛可有可无，可轻可重，轻者阵发出现，重者疼痛呈持续性，长期行走或劳累后该区呈现明显的刺痒或烧灼样疼痛。部分患者休息后多能很快缓解。

（3）在髂前上棘内侧或其下方触及条索状物，压痛明显且向大腿外侧放射。

（4）皮肤感觉障碍，包括触痛及温觉迟钝或感觉过敏等。

【治疗】

阿是穴（股外侧皮神经分布区）

处方一

操作：患者侧卧位，暴露患部皮肤，确定感觉异常的部位，常规消毒后，用梅花针按经脉循行方向由上而下在病变区域叩刺5~8遍，轻症以皮肤潮红为度，重症以局部出血为度。叩刺完后，可在病灶区拔罐5~10分钟，起罐后用消毒棉球擦净血迹。隔日1次，直至治愈，如局部发凉者可加艾灸。

腰1~5夹脊穴、阿是穴

操作：常规消毒，先在双侧腰1~5夹脊穴处用梅花针均匀地自上而下反复密集叩刺3~4次，然后再叩刺大腿前外侧感觉异常区，中度手法，速度均匀、轻巧，以患处皮肤潮红或呈现散在性出血点为度。然后用艾灸，取艾2根点燃，在表皮颜色最深或瘀血斑处施灸15~20分钟（图5-14）。隔日1次，5次为1个疗程，未痊愈者休息3天，继续下1个疗程治疗。

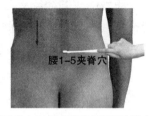

腰1-5夹脊穴

图5-14 梅花针叩刺腰部夹脊穴

下肢静脉曲张

【概述】

下肢静脉曲张是指下肢表浅静脉的曲张交错结聚成团块状的病变。常见于小腿，表现为静脉明显扩张，隆起弯曲，状如蚯蚓聚结，表面呈青蓝色，质地柔软或因发炎后变成硬结。患者常感下肢沉重，紧张，容易疲倦，小腿有隐痛，踝部和足部往往有水肿出现，站立或午后加重；或患肢抬高则曲张可立刻减轻。晚期常可并发下肢慢性溃疡、慢性湿疹、曲张结节破裂或血栓性静脉炎。属中医学"筋瘤"范畴。可由过度劳累、耗伤气血、中气下陷、筋脉松弛薄弱，或经久站立工作，经常负重及妊娠等因素引起，致使筋脉扩张充盈、交错盘曲而成；或因劳累之后，血脉充盈，再涉水淋雨，寒湿侵袭。

【临床表现】

（1）患肢发胀，沉重感，易乏力疲劳。

（2）小腿静脉隆起弯曲，甚或成团块。

（3）足踝轻度水肿，小腿下部、踝部皮肤萎缩、色素沉着，可有慢性溃疡。

【治疗】

阿是穴

处方　操作：在患肢找1～2处隆起怒张之静脉，常规消毒后用三棱针对准静脉曲张部位，点刺放血，速刺疾出，即有紫黑色的血液顺针流出，可用棉球轻轻压迫针孔周围血管，以防局部皮下瘀血。待血尽或颜色变红用消毒干棉球按压针孔。

痔疮

【概述】

痔疮是一种常见的肛门疾患，是直肠末端黏膜下和肛管皮下的静脉丛，因各种原因发生扩大曲张而形成的柔软静脉团，或因肛管皮下血栓形成及其因炎症刺激所增生的结缔组织而成。男女均可发生，多见于成年人。痔疮多见于青年、壮年，与久坐、过劳、久痢、长期便秘、妊娠、嗜酒辛辣等有关。根据部位不同，又可分为内痔、外痔、混合痔三种。内痔最多见。

【临床表现】

（一）内痔

（1）便血，色鲜红，或无症状。肛门镜检查：齿线上方黏膜隆起，表面色淡红。多见于一期内痔。

（2）便血，色鲜红，伴有肿物脱出肛外，便后可自行复位。肛门镜检查：齿线上方黏膜隆起，表面色暗红。多见于二期内痔。

（3）排便或增加腹压时，肛内肿物脱出，不能自行复位，需休息后或手法复位，甚者可发生嵌顿，伴有剧烈疼痛，便血少见或无。肛门镜检查：齿线上方有黏膜隆起，表面多有纤维化。多见于三期内痔。

（二）外痔

（1）肛缘皮肤损伤或感染，呈红肿或破溃成脓，疼痛明显。多见于炎性外痔。

（2）肛缘皮下突发青紫色肿块，局部皮肤水肿，肿块初起尚软，疼痛剧烈，渐变硬，可活动，触痛明显。多见于血栓性外痔。

（3）排便时或久蹲，肛缘皮有柔软青紫色团块隆起（静脉曲张团），可伴有坠胀感，团块按压后可消失。多见于静脉曲张性外痔。

（三）混合痔

（1）便血及肛门部肿物，可有肛门坠胀、异物感或疼痛。

（2）可伴有局部分泌物或瘙痒。

（3）肛管内齿线上下同一方位出现肿物（齿线下亦可为赘皮）。

处方一 龈交穴（在上嘴唇内侧或上龈交界处，可有一米粒大的疙瘩）

操作：患者仰卧，常规消毒后，用三棱针或注射针挑破硬肿粒，挤出肿粒中的白色分泌物并挤压出血2～3滴（图5-15）。此法为验方，凡上唇有米粒大疙瘩者，屡试屡验。

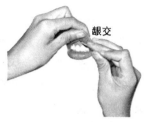

图5-15 三棱针点刺龈交穴

痔点

处方二 操作：患者伏卧位，充分暴露腰背部，在自然光线下寻找痔点，痔点为丘疹样稍突起皮肤，针帽大小，略带色素，压之褪色。如痔点不明显者，选取腰骶部的穴位、大肠俞、关元俞或腰下部夹脊穴，每次挑治2～3穴（点）。选择好治疗穴（点）后，局部常规消毒，用三棱针挑破表皮，然后由浅层向深层逐层地、尽量多地挑断皮下白色的筋膜纤维，然后在挑刺口上拔火罐，待停止出血后即可起罐，再用消毒棉球擦净血迹，挑口处敷上创可贴。休息10～20分钟，无不适，即可离开，每周1次，3次为1个疗程。本方法可以治疗各种痔疮，尤其对内痔出血的患者效果更佳。

虫蛇咬伤

【概述】

虫蛇咬伤可以分为两大部分：一是毒蛇咬伤；二是诸虫咬伤。毒蛇咬伤是被有毒之蛇咬伤，毒液侵入伤口，气血受伤，内攻脏腑而发生的危急重症。因毒性不同而表现多种全身中毒症状。毒蛇咬伤部位大多在足部、小腿或手部，有时从树林中穿过，蛇从树上袭来，则可能被咬伤头面部。诸虫咬伤是指诸虫蜇咬伤，包括蜂、蜈蚣、蜘蛛、蝎等通过其刺及毒毛刺螫或口器刺吮人体皮肤、毒液入里而发病，轻者仅表现为局部的中毒症状，严重的可出现全身性的中毒反应。因此，从严格意义上而言，诸虫螫咬伤也是一种中毒性疾患，轻者尚无虞，重者可致死。蜂螫伤常见于颜面、手背等暴露部位；蜈蚣、蜘蛛、蝎常见于手脚等暴露部位。

【临床表现】

（1）有毒蛇咬伤史。

（2）被咬部位疼痛，或局部麻木，伤肢肿胀，2～3天后最为严重。

（3）咬伤处有牙痕，典型病例有两点大而深的牙痕，其周围可出现血疱、水疱、瘀斑。

（4）可有发热，头昏，嗜睡，复视。严重者出现视觉、听觉障碍，神情淡漠或神志昏蒙，声音嘶哑，吞咽困难，流涎，瞳孔散大，或皮下、内脏出血。

【治疗】

阿是穴（虫蛇咬伤处）

处方

操作：选择虫蛇咬伤最明显处，常规消毒后，迅速用三棱针点刺局部数下至点状出血，然后立即用拔火罐吸拔于咬伤局部，留罐5～10分钟，起罐后用生理盐水或1∶500高锰酸钾溶液冲洗伤口，如伤口在指（趾）上，无法进行拔罐时，可用三棱针点刺八邪、八风穴挤压放血。每日2次，3日为1个疗程。本法适用于治疗虫蛇咬伤早期无全身症状或全身症状较轻者。

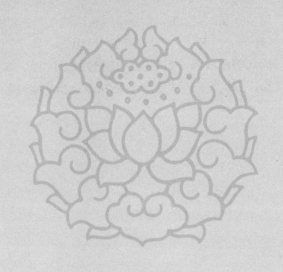

第六章

骨科疾病刺血疗法

落枕

【概述】

落枕系指急性单纯性颈项强痛，运动受到限制的病证，系颈部伤筋。轻者4～5日自愈，重者可延至数周不愈；如果频繁发作，常常因颈椎病引起。常因睡眠姿势不当，劳累后局部肌肉受冷，颈部肌肉扭伤及长时间的过于牵拉所形成的纤维组织炎。中医学认为，本病是由于风寒之邪侵于项背部，使经络受阻所致。

【临床表现】

（1）一般无外伤史，多因睡眠姿势不良或感受风寒后所致。

（2）急性发病，睡眠后一侧颈部出现疼痛，酸胀，可向上肢或背部放射，活动不利，活动时伤侧疼痛加剧，严重者使头部歪向病侧。

（3）患侧常有颈肌痉挛，胸锁乳突肌、斜方肌、大小菱形肌及肩胛提肌等处压痛，在肌肉紧张处可触及肿块和条索状的改变。

【治疗】

阿是穴、风池（患侧）、肩井（患侧）

处方一

操作：在患侧颈部寻找明显的压痛点，常规消毒后用三棱针快速点刺压痛点2～3针，使之出血数滴，再用闪火法拔火罐，留罐5～10分钟。在留罐期间用毫针针刺风池、肩井，手法为泻法。

阿是穴

操作：先按压病变局部找到疼痛明显的压痛点，常规消毒后，用梅花针中度叩刺患部，以局部出血如珠为度。然后用透明玻璃火罐以闪火法在叩刺部位拔罐，5～10分钟后取下火罐，再用消毒棉球擦干血迹。叩刺时嘱患者头向患侧转动2～3次，或做背屈仰天及前屈低头动作数次。急性期每日1次，中病即止。

颈椎病

【概述】

颈椎病又称颈椎综合征，是颈椎骨关节炎、增生性颈椎炎、颈神经根综合征、颈椎间盘脱出症的总称，是一种以退行性病理改变为基础的疾患。主要由于颈椎长期劳损、骨质增生，或椎间盘脱出、韧带增厚，致使颈椎脊髓、神经根或椎动脉受压，出现一系列功能障碍的临床综合征。表现为颈椎间盘退变本身及其继发性的一系列病理改变，如椎节失稳、松动；髓核突出或脱出；骨刺形成；韧带肥厚和继发的椎管狭窄等，刺激或压迫了邻近的神经根、脊髓、椎动脉及颈部交感神经等组织，并引起各种各样症状和体征的综合征。可发生于任何年龄，以40岁以上的中老年人为多。临床可分为颈型、神经根型、脊髓型、椎动脉型、交感神经型和混合型。属中医学"痹证"范畴。

【临床表现】

（1）发病缓慢，以头枕、颈项、肩背、上肢等部疼痛以及进行性肢体感觉和运动功能障碍为主症。

（2）轻者头晕，头痛，恶心，颈肩疼痛，上肢疼痛、麻木无力。

（3）重者可导致瘫痪，甚至危及生命。

（4）其病变好发于颈5~6之间的椎间盘，其次是颈6~7、颈4~5之间的椎间盘。

（5）颈椎病按其受压部位的不同，一般可分为神经根型、脊髓型、交感型、椎动脉型、混合型等。开始常以神经根压迫和刺激症状为主要表现，以后逐渐出现椎动脉、交感神经及脊髓功能或结构上的损害，并引起相应的临床症状。

【治疗】

阿是穴

处方一

操作：患者取坐位或俯卧位，颈臂背处痛区局部消毒，用七星针弹刺至点状出血，力度以患者能够耐受为度，然后在叩刺部位拔罐，5~10分钟后取罐，再用消毒棉球擦净血迹。隔日治疗1次，7次为1个疗程。

处方二　阿是穴、颈项正中督脉及颈夹脊三线

操作：患者取俯卧位或坐在靠背椅上，上肢和头伏在椅背上，颈项及胸背部皮肤常规消毒后，以皮肤针先重点叩刺颈项部明显的压痛点至皮肤轻微出血后，再沿颈项正中督脉及颈夹脊三线自上而下叩刺至大椎和风门穴，至皮肤轻微出血为度，然后在叩刺部位用闪火法拔罐，留罐5~10分钟，拔出瘀血少量（图6-1）。治疗后当日叮嘱患者禁沐浴。每周治疗2次，5次为1个疗程。

刺血疗法治百病

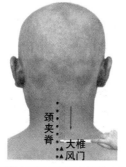

图6-1 梅花针叩打颈项正中督脉及颈夹脊3线

阿是穴

操作：在颈部寻找最明显的压痛点1~2处，常规消毒后，用三棱针点刺出血，再用闪火法拔罐，留罐5~10分钟，起罐后用酒精棉球擦净血迹。每周治疗2次，5次为1个疗程。

肩周炎

【概述】

肩周炎是指肩关节及其周围的肌腱、韧带、腱鞘、滑囊等软组织的急慢性损伤，或退行性变，致局部产生无菌性炎症，从而引起肩部疼痛和功能障碍为主症的一种疾病。发生于中老年，50岁左右，女性多见，故又称为"五十肩"。属中医学"漏肩风""肩凝风"范畴。

【临床表现】

（1）本病早期以剧烈疼痛为主，功能活动尚可；后期则以肩部功能障碍为主，疼痛反而减轻。

（2）初病时单侧或双侧肩部酸痛，并可向颈部和整个上肢放射，日轻夜重，患肢畏风寒，手指麻胀。肩关节呈不同程度僵直，手臂上举、前伸、外旋、后伸等动作均受限制。病情迁延日久，常因寒湿凝滞、气血痹阻导致肩部肌肉萎缩，疼痛反而减轻。

（3）本病若以肩前中府穴区疼痛为主、后伸疼痛加剧者属太阴经证；以肩外侧肩髃、肩髎穴处疼痛为主、三角肌压痛、外展疼痛加剧者属阳明、少阳经证；以肩后侧肩贞、臑俞穴处疼痛为主、肩内收时疼痛加剧者属太阳经证。

【治疗】

阿是穴

操作：取患肩部最明显的压痛点1~2处，常规消毒后，用三棱针点刺3~5下，后立即拔火罐，留罐5~10分钟，起罐后用酒精棉球擦净血迹。每周2~3次，5次为1个疗程。

阿是穴

操作：在患侧肩部寻找压痛点，常规消毒后，以阿是穴为中心，用梅花针向四周呈放射状重叩，如无明显压痛点则在肩关节疼痛区域中度叩刺，以渗出血珠为度，叩刺后配合拔罐5~10分钟。可配合推拿治疗。每周2~3次，每次都要重新寻找压痛点，5次为1个疗程。

背肌筋膜炎

【概述】

背肌筋膜炎是指因寒冷、潮湿、慢性劳损而使背肌筋膜及肌组织发生水肿、渗出及纤维性变，而出现的一系列临床症状，是身体富有白色纤维组织，如筋膜、肌膜、韧带、肌腱、腱鞘、骨膜及皮下组织等的一种非特异性变化。属中医学"痹证""筋痹""肌痹"范畴。

【临床表现】

（1）可有外伤后治疗不当、劳损或外感风寒等病史。

（2）多发于老年人，好发于两肩胛之间，尤以体力劳动者多见。

（3）背部酸痛，肌肉僵硬发板，有沉重感，疼痛常与天气变化有关，阴雨天及劳累后可使症状加重。

（4）背部有固定压痛点或压痛较为广泛。背部肌肉僵硬，沿骶棘肌行走方向常可触到条索状的改变，腰背功能活动大多正常。X线摄片检查无阳性征。

【治疗】

阿是穴（压痛点）

处方一

操作：患者取俯卧位，暴露病变部位，常规消毒后，用消毒的皮肤针在病变局部反复进行叩刺，力度以患者能耐受为度。待患处出现均匀微小的出血点时，迅速在此处用大号火罐拔罐，留罐5～10分钟，起罐后用消毒干棉球将瘀血擦净，再用75%乙醇进行局部消毒。隔日治疗1次，5次为1个疗程。

阿是穴（压痛点）

操作：寻找背部压痛点较明显处，局部皮肤常规消毒后，用三棱针点刺2~3下至出血，然后在点刺部位拔火罐，留置5~10分钟后起罐。可配合艾灸疗法。

肋软骨炎

【概述】

肋软骨炎是一种自限性、非化脓性的肋骨软骨病。病因不明。多发生在第2肋软骨连接处，自感局部疼痛，咳嗽或深呼吸时加重。病变部位隆起、增粗、增大，有压痛，但无炎症表现。X线检查多无阳性发现，偶可见软骨前端增宽、增厚。属中医学"痹证"和"胸痛"范畴。

【临床表现】

（1）第1~7肋软骨与肋骨、胸骨交界处肿胀、疼痛，可单发，也可多发。好发部位为第2~4肋软骨，尤以第2肋软骨最为常见。

（2）局部隆起，结块，质硬，压痛明显，但不化脓。

（3）深呼吸、咳嗽或挤压胸壁时疼痛加剧，严重者同侧上肢活动困难。

（4）局部疼痛一般历时2~3个月后可自行消失，但肋软骨肿大常持续数年，可反复发作。

刺血
疗法治百病

【治疗】

阿是穴

操作：先在病变处局部按压寻找到肿胀肥厚的肋软骨，常规消毒后，用梅花针从肋软骨隆起处中心叩起，由内到外，叩至局部出血如珠为止，然后用闪火法在病变局部拔罐，5～10分钟后取下火罐，用酒精棉球擦净血迹。1次未愈者，3天后再治疗1次，3次无效即停止治疗。

肱骨外上髁炎

【概述】

肱骨外上髁炎，又名肘外侧疼痛综合征，俗称网球肘。以肘关节外侧疼痛，用力握拳及前臂做旋前伸肘动作（如绞毛巾、扫地等）时可加重，局部有多处压痛，而外观无异常为主要临床表现。属中医学"伤筋""筋痹""肘痛"范畴。

【临床表现】

（1）多见于特殊工种或职业，如砖瓦工、网球运动员或有肘部损伤病史者。

（2）肘外侧疼痛，疼痛呈持续渐进性发展。做拧衣服、扫地、端壶倒水等动作时疼痛加重，常因疼痛而致前臂无力，握力减弱，甚至持物落地，休息时疼痛明显减轻或消失。

（3）肘外侧压痛，以肱骨外上髁处压痛为明显，前臂伸肌群紧张试验阳性，伸肌群抗阻试验阳性。

【治疗】

阿是穴（肱骨外上髁压痛点）

处方一

操作：选准压痛点，常规消毒，先用梅花针围绕压痛点做环形中度叩刺，使其微微出血，然后用小号玻璃罐采用闪火法沿叩刺出血区域拔罐5~10分钟。2~3日1次，5次为1个疗程。

阿是穴（肱骨外上髁压痛点）

处方二

操作：选准压痛点，常规消毒，用三棱针迅速刺入半分至一分深，随即迅速退出，以出血为度，然后拔罐。每3~5天1次，一般治疗3次，最好不要超过5次。针刺时不可过猛，防止刺入太深，伤口过大损害其他组织。

处方三

阿是穴（肱骨外上髁压痛点）、肘髎、曲池、手三里

操作：皮肤常规消毒后，用梅花针先叩刺肘部阿是穴，然后再叩刺痛处上下各1~2个穴，均用中度叩刺法，以皮肤轻微出血为度，然后用小号玻璃罐采用闪火法沿叩刺出血区域拔罐5~10分钟（图6-2）。2~3日1次，5次为1个疗程。

刺血疗法治百病

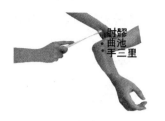

图6-2 梅花针叩刺肘髎、曲池、手三里

腱鞘囊肿

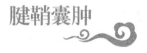

【概述】

　　腱鞘囊肿是发生于关节部腱鞘内的囊性肿物，一种关节囊周围结缔组织退变所致的病症。内含有无色透明或橙色、淡黄色的浓稠黏液，多发于腕背和足背部。患者多为青壮年，女性多见。本病属中医学"筋结""筋瘤"范畴。

【临床表现】

　　（1）腱鞘囊肿最常见于腕背部，腕舟骨及月骨关节的背侧，拇长伸肌腱及指伸肌腱之间。

　　（2）起势较快，增长缓慢，多无自觉疼痛，少数有局部胀痛。

　　（3）局部可见一个半球形隆起，肿物突出皮肤，表面光滑，皮色不变，触之有囊性感，与皮肤不相连，周围境界清楚，基底固定或推之可动，压痛轻微或无压痛。

　　（4）部分患者囊肿经长期的慢性炎症刺激，囊壁肥厚变硬，甚至达到与软骨相似的程度。

（5）腱鞘囊肿还可见于踝关节背部和腘窝部。发生于腘窝部者，伸膝时可见如鸡蛋大的肿物，屈膝时则在深处，不易触摸清楚。

【治疗】

囊肿局部

处方

操作：先挤住囊肿，使其固定不动，皮肤常规消毒后，用三棱针从囊肿基底部快速刺入，深达囊肿中心。稍搅动，再快速出针，出针后用两手拇食指在针眼周围挤压，除尽囊内容物，待挤不出黏液时，用小号玻璃罐拔罐，留罐5分钟，起罐后用消毒棉球清理创口周围黏液。三棱针点刺一般只使用1次，如1周后囊肿仍然高突者则再使用1次，最多使用2次。

类风湿关节炎

【概述】

类风湿关节炎是一种病因尚未明了的慢性全身性炎症性疾病，以慢性、对称性、多滑膜关节炎和关节外病变为主要临床表现，属于自身免疫炎性疾病。该病好发于手、腕、足等小关节，反复发作，呈对称分布。早期有关节红肿热痛和功能障碍，晚期关节可出现不同程度的僵硬畸形，并伴有骨和骨骼肌的萎缩，极易致残。从病理改变的角度来看，类风湿关节炎是一种主要累及关节滑膜（以后可波及关节软骨、骨组织、关节韧带和肌腱），其次为浆膜、心、肺及眼等结缔组织的广泛性炎症性疾病。类风湿关节炎的全身性表现除关节病变外，还有发热、疲乏无力、心包炎、皮下结节、胸膜炎、动脉炎、周围神经病变等。广义的类风湿关节炎除关节部位的炎症病变外，还包括全身的广泛性病变。属中医学"尪痹"范畴。

【临床表现】

（1）晨僵至少1小时，持续至少6周。

（2）3个或3个以上关节肿，持续至少6周。

（3）腕、掌指关节或近端指间关节肿，持续至少6周。

（4）对称性关节肿，持续至少6周。

（5）手X线的改变。

（6）皮下结节。

（7）类风湿因子阳性，滴定度＞1：32。

【治疗】

阿是穴

操作：选取患侧关节周围显露的静脉血管，局部常规消毒后，用消毒三棱针点刺出血，然后用手指挤压出血，直至血色变淡，再用消毒干棉球按压止血。每周治疗2次，10次为1个疗程。

阿是穴

操作：常规消毒，在患侧关节局部，用梅花针做环形叩刺，重点叩打疼痛最严重或最敏感的部位，至局部微微渗血为度，再用酒精棉球擦净血迹。隔日1次，10次为1个疗程。

痛风性关节炎

【概述】

痛风性关节炎是由于尿酸盐沉积在关节囊、滑囊、软骨、骨质和其他组织中而引起病损及炎性反应，它多有遗传因素和家族因素，好发于40岁以上的男性，多见于趾的跖趾关节，也可发生于其他较大关节，尤其是踝部与足部关节。主要表现为关节的剧痛，常常为单侧性突然发生。关节周围组织有明显肿胀、发热、发红和压痛。血尿酸检查可以确诊。痛风分原发性和继发性两种。病因尚不十分清楚，突出特点是高尿酸血症和结缔组织结构（特别是软骨、滑膜）的尿酸钠晶体沉着。属中医学"痹证"范畴。

【临床表现】

（1）单个趾指关节突然红肿疼痛，逐渐痛剧如虎咬，昼轻夜甚，反复发作。可伴发热、头痛等症。

（2）多见于中老年男子，可有痛风家族史。常因劳累、暴饮暴食、吃高嘌呤食物、饮酒及外感风寒等诱发。

（3）初起可单关节发病，以第一跖趾关节为多见。继则足踝、跟、手指和其他小关节出现红肿热痛，甚则关节腔可渗液。反复发作后，可伴有关节周围及耳廓、耳轮及趾、指骨间出现"块瘰"（痛风石）。

阿是穴

操作：皮肤常规消毒，选取患病关节上充盈、青紫或怒张之络脉，用三棱针快速点刺1～2下，至出血5～10滴后用消毒干棉球按压针孔、消毒，并贴上创可贴。一次可选1～2个点，隔日1次，6次为1个疗程，每次选不同点。

阿是穴（疼痛局部）、五输穴

操作：患者取仰卧位，对阿是穴（疼痛局部）、五输穴常规消毒，医者右手持消毒好的梅花针以腕力进行叩刺（直接经过患处的经脉及其表里经脉的五输穴重点叩刺）至点状出血；同时左手揉按叩刺部位旁侧皮肤，以减轻局部肌肉的痉挛疼痛和促进瘀血的排除。梅花针叩刺治疗急性期隔日1次；急性期关节红肿热痛主症基本消失后、慢性期和间歇期，1周2次。均10次为1个疗程。

阿是穴、井穴（病变部位所过）

操作：常规消毒，用三棱针分别点刺上穴出血，再用手挤压使每穴出血6～8滴。隔日1次，6次为1个疗程。

腰肌劳损

【概述】

腰肌劳损是指腰部肌肉、筋膜与韧带等软组织的慢性损伤，多由于急性腰扭伤未能得到及时而有效的治疗或反复多次的腰肌轻微损伤等原因而引起。本病好发于成年人，与长期在固定体位或不良姿势下工作有关。属中医学"腰痛"范畴。

【临床表现】

（1）有长期腰痛史，反复发作。

（2）一侧或两侧腰骶部酸痛不适。时轻时重，缠绵不愈。劳累后加重，休息后减轻。

（3）一侧或两侧骶棘肌轻度压痛，腰腿活动一般无明显障碍。

【治疗】

阿是穴（腰部压痛点）、相应夹脊穴、背俞穴

处方一

操作：患者取俯卧位，背、腰部的肌肉放松，用消毒后的皮肤针在腰部压痛点、相应夹脊穴、背俞穴周围均匀叩刺，力量适中，以皮肤渗血为度，再用闪火法拔罐5～10分钟，拔罐时动作要快，要求用大口玻璃罐，每次拔出的皮肤渗出液、血液以2～3ml为宜。隔日1次，5次为1个疗程。

处方二 阿是穴（腰部压痛点）、委中穴（双侧）

操作：常规消毒后，用三棱针快速点刺各穴约0.2cm深，刺后立即在该处拔罐，使瘀血尽出凝结后取罐，每穴出血1～2ml（图6-3）。每周2次，5次为1个疗程。

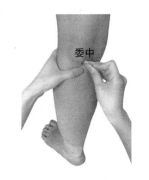

图6-3　三棱针点刺委中穴

委中穴（双侧）

处方三 操作：取患者站立位，局部皮肤常规消毒后，选用三棱针一枚，左手拇指压在被刺部位下端，右手持三棱针对准委中部青紫脉络处与局部皮肤成60°角，斜刺入脉中后迅速将针退出，使瘀血流出。可使用消毒棉球轻轻按压静脉上端，以助瘀血排出。待出血自行停止后，再用消毒干棉球按压针孔，最后以创可贴保护针孔，以防感染。每周2次，5次为1个疗程。

腰椎间盘突出症

【概述】

腰椎间盘突出症是因腰椎椎间盘变性、纤维环破裂、髓核突出刺激或压迫神经根、马尾神经所表现的一种综合征。表现为腰痛、向下肢放射或间歇性跛行，腰部变直或侧弯，活动部分受限，腰及坐骨神经行径压痛，直腿抬高试验阳性，足背皮肤感觉减退，伸肌力减退或跟腱反射减弱，少数有肌肉瘫痪。属中医学"腰痛""腰腿痛"范畴。

【临床表现】

（1）有腰部外伤、慢性劳损或受寒湿史。大部分患者在发病前有慢性腰痛史。

（2）常发生于青壮年。

（3）腰痛向臀部及下肢放射，腹压增加（如咳嗽、喷嚏）时疼痛加重。

（4）脊柱侧弯，腰生理弧度消失，病变部位椎旁有压痛，并向下肢放射，腰活动受限。

（5）下肢受累神经支配区有感觉过敏或迟钝，病程长者可出现肌肉萎缩。直腿抬高或加强试验阳性，膝、跟腱反射减弱或消失，趾背伸力减弱。

【治疗】

 处方一 阿是穴（腰部压痛点）、患侧下肢足太阳膀胱经或足少阳胆经

操作：腰部疼痛采用梅花针雀啄样叩刺，用力宜均匀，以患处皮肤潮红渗血如珠为度，叩刺后用闪火法拔罐，每次留罐5～10分钟。下肢麻木感单用梅花针对患侧下肢足太阳经或足少阳经循经叩刺，使用手腕之力，将针尖垂直叩打在皮肤上，并立即提起，反复进行，以局部皮肤隐隐出血为度（图6-4，图6-5）。隔日1次，5次为1个疗程。

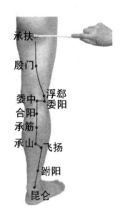

图 6-4　梅花针叩刺下肢足太阳膀胱经穴

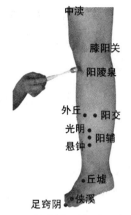

图 6-5　梅花针叩刺足部胆经穴

 委中穴

操作：取患者站立位，皮肤常规消毒后，选用三棱针一枚，左手拇指压在被刺部位下端，右手持三棱针对准委中部青紫脉络处与局部皮肤成60°角，斜刺入脉中后迅速将针退出，使瘀血流出。可使用消毒棉球轻轻按压静脉上端，以助瘀血排出。待出血自行停止后，再用消毒干棉球按压针孔，最后以创可贴保护针孔，以防感染（图6-6）。每周2次，4次为1个疗程。

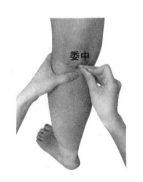

图 6-6　三棱针点刺委中穴

阿是穴、病变腰椎间盘相应节段双侧夹脊穴

处方三

操作：局部常规消毒，以三棱针点刺放血，单日根据椎间盘突出部位选病变椎间盘两侧的夹脊穴点刺，双日在患侧腰椎棘突旁压痛点点刺，然后用闪火法将消毒后之玻璃罐吸附于出血部位5～10分钟，取罐后用消毒棉球擦净创面。每日1次，每周连续治疗5天，共治疗2～3周。

处方四

腰骶段督脉（重点在腰阳关或十七椎）、病变腰椎间盘相应节段双侧夹脊穴、委中穴。

操作：常规消毒，用单头梅花针叩刺。疼痛明显时用重叩手法至皮肤微出血，症状改善后用轻叩手法至皮肤潮红，叩刺后用闪火法在上述叩刺部位拔罐，5～10分钟后起罐（图6-6，图6-7）。隔日1次，10次为1个疗程，疗程间休息3～5天，治疗1～2个疗程。

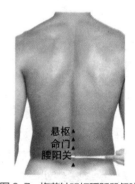

悬枢▲
命门▲
腰阳关▲

图6-7　梅花针叩打腰骶段督脉

急性腰扭伤

【概述】

急性腰扭伤是腰部肌肉、筋膜、韧带等软组织因外力作用突然受到过度牵拉而引起的急性撕裂伤，常发生于搬抬重物、腰部肌肉强力收缩时。本病好发于青壮年体力劳动者，也是部队常见的训练伤。以腰部疼痛及活动受限为主要表现，中医学中称为"闪腰""岔气"。

【临床表现】

（1）有腰部扭伤史、多见于青壮年。

（2）腰部一侧或两侧剧烈疼痛，活动受限，不能翻身、坐立和行走，常保持一定强迫姿势，以减少疼痛。

（3）腰肌和臀肌痉挛，或可触及条索状硬结，损伤部位有明显压痛点，脊柱生理弧度改变。

【治疗】

 阿是穴（压痛点）、委中（患侧）

操作：患者俯卧位，寻找压痛点最明显处，常规消毒，医者持三棱针在患者痛点先点刺2～3下，再用闪火法拔罐5～10分钟。再嘱患者手扶桌案，足跟着地，用力挺直膝关节，使血络显露。常规消毒后，对准委中部瘀血明显的静脉迅速刺入1～2分，随即迅速退出。待血色由黑紫转为鲜红时，用消毒干棉球按压压迫止血（图6-8）。每日1次，中病即止。

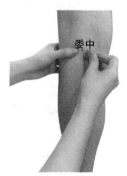

图6-8　三棱针点刺委中穴

阿是穴（压痛点）

处方二

操作：患者俯卧位，寻找压痛点最明显处，局部常规消毒后，用梅花针对压痛点做环形叩刺（叩刺范围大于痛点即可），至稠密出血点为度，再用闪火法拔火罐5~10分钟，出血2~3ml，起罐后擦干血迹即可。每日1次，2~3次为1个疗程。

强直性脊柱炎

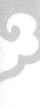

【概述】

强直性脊柱炎是一种免疫系统疾病，以侵犯中轴关节及四肢大关节为主，并常波及其他关节及内脏，可造成人体畸形及残疾，多见于青少年，男性多见。其早期病理表现为韧带、肌腱及关节囊附着部慢性无菌性炎症和滑膜炎；中晚期关节囊和韧带纤维钙化、骨化，关节间隙变窄，甚至融合。本病属中医学"顽痹""筋痹"范畴。

【临床表现】

本病常见于16~40岁青壮年，以男性多见。本病起病比较隐袭，进展缓慢。

（1）常有腰痛或不适。其发生率在90%左右，常为隐痛，并难以定位。患者常觉得疼痛部位在臀深部，疼痛严重者位于骶髂关节，有时可放射到髂骨或大腿背侧，疼痛可因咳嗽、喷嚏或其他牵扯腰背的动作而加重，夜间疼痛可影响睡眠，休息不能缓解，活动反而能使症状改善。

（2）晨僵是常见的症状，患者早起腰部僵硬，活动后才可以减轻，病情严重时可持续全日。

（3）肌腱、韧带骨附着点炎症为强直性脊柱炎的特征性病理变化。患者可出现胸痛、咳嗽或喷嚏时加重，一部分人在病程中还可出现足跟痛。

（4）外周关节症状：受累部位以踝、膝、髋等下肢关节为多见，也可累及肩、腕等上肢大关节，指、趾等末梢小关节受累较少见，此关节肿胀疼痛以不对称为特征。

【治疗】

处方一 督脉、督脉两侧夹脊穴

操作：常规消毒，用梅花针轻度叩刺督脉与督脉两侧夹脊穴3～5分钟，至局部隐隐出血，再用闪火法拔罐，留罐5～10分钟，起罐后用酒精棉球擦净血迹（图6-9）。隔日1次，10次为1个疗程，休息5～7天后开始下一疗程。

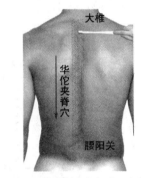

图6-9　梅花针叩打督脉和夹脊穴

处方二

大椎、身柱、陶道、灵台、至阳、筋缩、腰阳关、命门、悬枢、脊中、脊柱关节阿是穴。

操作：以上穴位每次选取2～4个。常规消毒，用梅花针轻度叩刺所选穴位3～5分钟，重点叩刺阿是穴，至局部隐隐出血，再用闪火法拔罐，留罐5～10分钟，起罐后用酒精棉球擦净血迹（图6-10）。隔日1次，10次为1个疗程，休息5～7天后开始下一疗程。

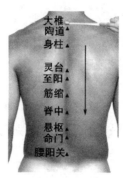

图6-10　梅花针叩刺脊柱

处方三 大椎、命门、腰俞、华佗夹脊穴、阿是穴

操作：以上穴位每次选取4个，常规消毒后，用三棱针点刺出血，于针口处拔火罐5～10分钟，起罐后用酒精棉球擦净血迹（图6-11，图6-12）。每周2次。

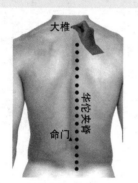

图6-11　三棱针点刺大椎命门夹脊穴

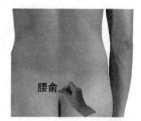

图6-12　三棱针点刺腰俞穴

急性踝关节扭伤

【概述】

急性踝关节扭伤是指在剧烈运动或因外力作用下引起踝关节周

围的韧带等软组织损伤。临床多表现为足部踝关节肿痛、皮肤青紫、关节活动受限等。属中医学"伤筋"范畴。

【临床表现】

（1）有明确的踝部外伤史。

（2）损伤后踝关节即出现疼痛，局部肿胀，皮下瘀斑，伴跛行。

（3）局部压痛明显，若内翻扭伤者，做足内翻动作时，外踝前下方剧痛；若外翻扭伤者，做足外翻动作时，内踝前下方剧痛。

【治疗】

阿是穴

操作：患者坐位，取踝关节肿胀或疼痛最明显的部位，用酒精棉球常规消毒后，用三棱针快速点刺出血，挤出少量血液，如受伤部位面积较大，可用闪火法拔罐5～10分钟，尽量拔出瘀血。隔日1次。肿胀基本消退时，即停止放血。

阿是穴

操作：常规消毒后，用已消毒的梅花针重叩，以皮肤出血如珠为度，然后迅速加拔小号火罐一只，停止出血后即起罐，并用酒精棉球清洁皮肤。隔日1次，肿胀基本消退时，即停止放血。

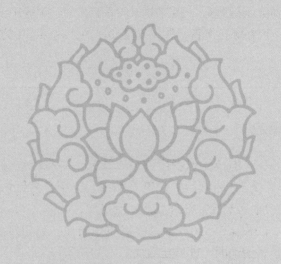

第七章

五官科疾病刺血疗法

结膜炎

【概述】

结膜炎是指由于化学、物理等因素刺激或微生物侵犯而发生的眼结膜炎症反应，是一种传染性很强的疾病。有急性和慢性之分。急性结膜炎发生于春秋季节，经常用手擦眼睛，经细菌感染便会引发此病。此外，亦可能因各种病毒感染，造成流行性结膜炎。夏天，游泳池往往是此类病毒的温床，患流行性结膜炎时，一般需1～2星期才可痊愈。表现为结膜充血发红，俗称"红眼病"。发病迅速，眼球结膜红肿，分泌物过多，灼热，畏光，急骤发病，易于传染。慢性结膜炎多系急性结膜炎失治转变而成，结膜变厚，表面呈丝绒状，眼痒，干涩，灼热，畏光，易疲劳。属中医学"天行赤眼""暴风客热""目痒"等范畴。

【临床表现】

1. 流行性出血性结膜炎

临床表现：此病是由于微小核糖核酸病毒组中的肠道病毒70型所感染。潜伏期短，8～48小时，多数于接触后24小时内发病，常为双眼发病。传染性强，极易传播。患眼有异物感，甚至疼痛，并有畏光、流泪，分泌物为水样；眼睑红肿，睑结膜有显著滤泡增生；球结膜常有点、片状出血，通常青年人出血倾向明显，老年人水肿倾向明显；病初角膜上皮常有点状剥脱，荧光素着色；耳前淋巴结肿大，自然病程7天左右。婴幼儿一般不患本病，即使感染，症状也轻微。少数病例在结膜炎症消退后1周左右发生类似小儿麻痹样下肢运动麻痹。

2. 流行性角结膜炎

临床表现：本病有腺病毒8型、19型及37型感染所致。潜伏期为5~7天，常为一眼先发或先后发病。自觉有异物感，流泪，畏光，分泌物少，且为水样；眼睑红肿，滤泡在睑结膜及下穹隆部增生较多，球结膜充血与水肿，耳前淋巴结肿大并有压痛；5~6天后急性结膜炎逐渐消退，角膜发生点状浸润，为数个至数十个，散在于上皮层下，不发展为溃疡；2~3周后炎症消失，点状角膜混浊多在半年内消失。常伴有上呼吸道感染症状。成人多呈急性滤泡性结膜炎的症状，婴幼儿患者其结膜常有假膜，多不发生浅层点状角膜炎。

【治疗】

 处方一 太阳、耳尖（单眼感染取患侧穴位，双眼感染取双侧穴位）

操作：太阳穴用三棱针点刺出血，然后拔罐1~3分钟。耳尖穴以三棱针快速点刺2~3下，再用手挤压出血，待血色变淡时，用消毒干棉球按压针孔止血。若单眼患病，放血时要取患侧耳尖穴；若双眼皆有病，则双侧耳尖穴均需放血（图7-1，图7-2）。一般上述二法单用、合用均可，每日1次，连续1~3次。

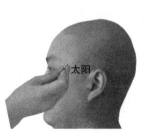 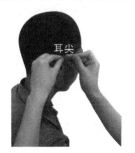

图7-1 三棱针点刺太阳穴　　图7-2 三棱针点刺耳尖穴

处方二 耳尖及耳背静脉明显处

操作：先用手轻轻揉搓使耳廓充血，局部常规消毒后，三棱针点刺耳尖及（或）耳背静脉明显处出血，再用手挤压出血，待挤出之血颜色变淡时，用消毒干棉球按压针孔止血（图7-2，图7-3）。患左取左，患右取右，双眼都患病取双侧。每日治疗1次。

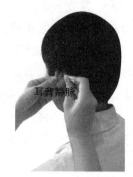

图 7-3　三棱针点刺耳背静脉

睑腺炎

【概述】

睑腺炎又称麦粒肿。系指睑腺急性化脓性炎症，临床以疼痛、肿胀、多泪为特点。按其发病部位分外睑腺炎与内睑腺炎。外睑腺炎的炎症反应主要位于睫毛根部的睑缘处，开始时红肿范围较弥散，但以棉签头部等细棍样物进行触诊时，可发现有明显压痛的硬结；患者疼痛剧烈；同侧耳前淋巴结肿大和压痛。如果外睑腺炎邻近外眦角时，疼痛特别明显，还可引起反应性球结膜水肿。内睑腺炎被局限于睑板腺内，肿胀比较局限；患者疼痛明显；病变处有硬结，触之压痛；睑结膜面局限性充血、肿胀。属中医学"针眼"范畴。

【临床表现】

（1）初起胞睑痒痛，睑弦微肿，按之有小硬结，形如麦粒，压痛明显。

（2）局部红肿疼痛加剧，逐渐成脓，起于睑弦者在睫毛根部出现脓点，发于睑内者，睑内面出现脓点，破溃或切开排出脓后，症情随之缓解。

（3）严重针眼，胞睑漫肿，皮色暗红，可伴有恶寒发热，耳前常有臋核，发于外眦部，每易累及白睛浮肿，状如鱼胞。

（4）本病有反复发作和多发倾向。

【治疗】

耳尖

操作：取患侧耳尖穴，术者先用拇、食指将耳尖部推擦揉捻至发热充血，再将耳廓由后向前对折，取准耳尖穴，常规消毒后，用小号三棱针迅速点刺，挤出鲜血5~10滴，再用消毒干棉球按压止血（图7-4）。每日1次。

太阳、耳尖（单眼感染取患侧穴位，双眼感染取双侧穴位）

操作：太阳穴用三棱针点刺出血，然后拔罐3~5分钟。耳尖穴以三棱针快速点刺2~3针，再用手挤压出血，待挤出之血颜色变淡时，用消毒干棉球按压针孔止血（图7-4，图7-5）。若单眼患病，放血时要取患侧耳尖穴；若双眼皆有病，则双侧耳尖穴均需放血。一般上述二法单用、合用均可，每日1次，连续1~3次。

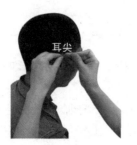

图 7-4　三棱针点刺耳尖穴

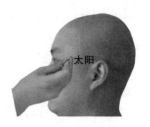

图 7-5　三棱针点刺太阳穴

处方三　眼睑患处、耳尖、曲池

操作：患者取坐位，闭上眼睛。常规消毒后，医者左手轻轻捏起眼睑皮肤，右手持小号三棱针，针尖对准红肿硬结处向上挑刺（以防刺到眼珠），略见出血，用消毒纱布轻轻挤压，让其流出毒血片刻，每次挑治1个红肿硬结处。眼睑患处挑刺后，再在耳尖、曲池各点刺放血5～10滴，然后用消毒棉球擦去血迹并按压针孔（图7-4，图7-6）。隔日1次，3次为1个疗程。

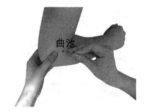

图 7-6　三棱针点刺曲池穴

处方四　耳尖穴（患侧）、肝俞

操作：耳尖穴及肝俞穴处的皮肤和医者双手用75%乙醇消毒。医者左手将耳尖或肝俞穴处之皮肤掐紧，右手以拇、食和中指以执笔式持三棱针，于拇指端处露出三棱针尖约2mm，以固定针尖防止刺入皮肤过深或过浅，然后对准穴位快速刺入，右手拔出三棱针，左手同时挤压皮肤使之出血，每穴挤出血液6～7滴即可，肝俞穴也可在点刺后配合拔罐5分钟（图7-4，图7-7）。每日1次，中病即止。

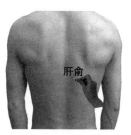

图 7-7　三棱针点刺肝俞穴

角膜炎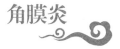

【概述】

角膜细胞浸润、光泽消失、透明度降低、溃疡形成、角膜周围充血，伴有视力减退和刺激症状者，称角膜炎。根据病因可分为细菌性、病毒性、真菌性和变态反应性等。中医学认为本病多因肝经风热或肝胆热毒蕴蒸于目，热灼津液，瘀血凝滞引起；或邪毒久伏，耗损阴液，肝肾阴虚，虚火上炎所致。

【临床表现】

（1）常有外伤史。

（2）病眼怕光、流泪、疼痛，视力有不同程度的影响。

（3）眼部充血，越靠近角膜越明显，角膜上有灰白带黄色的单个或多个点片状混浊，严重的可出现瞳孔缩小、前房积脓或角膜穿孔。

【治疗】

处方 耳尖、太阳
一

操作：患者取坐位，先按揉耳廓1分钟，然后将患者患侧耳廓自耳房对折，常规消毒后，取耳廓上尖端折点处为针刺部位，用小号三棱针或4、5号一次性无菌注射液针迅速刺入皮肤1～2ml，用手挤压针刺点附近耳廓，挤出5～10滴血，再用消毒干棉球按压止血。后让患者仰卧，常规消毒后，用三棱针点刺患侧太阳穴出血，起针后用闪火法拔火罐，待停止出血后起罐，再用消毒棉球擦净（图7-8，图7-9）。每日1次，3～5次为1个疗程，疗程间隔3～5日。

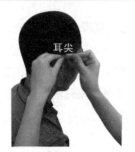
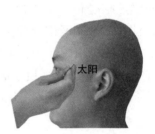

图7-8　三棱针点刺耳尖穴　　　图7-9　三棱针点刺太阳穴

处方 眼炎穴（位于小指末端关节横纹尺侧尽端）
二

操作：循患者手部小鱼际至小指指尖，反复揉按推数次，以局部微微发红为度，局部常规消毒后，用三棱针快速点刺"眼炎穴"，再用左手拇、食指挤压出血，直至血色变淡为止，一般左眼炎症针刺右手，右眼炎症针刺左手（图7-10）。每日1次，3次为1个疗程。

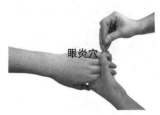

图7-10　三棱针点刺眼炎穴

酒渣鼻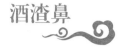

【概述】

　　酒渣鼻又名玫瑰痤疮，是一种好发于面部中央的慢性炎症皮肤病。早期鼻部出现红色的小丘疹、丘疱疹和脓疱，鼻部毛细血管充血严重，肉眼可见明显树枝状的毛细血管分支，最终鼻子上出现大小不等的结节和凹凸不平的增生，鼻子肥大不适，严重影响患者的美观。多见于成年人，女性多于男性，但男性患者病情较重。常见于面部油脂分泌较多的人，或嗜酒之人。

【临床表现】

　　（1）鼻头或鼻两侧多呈红斑丘疹。一般临床分三期：红斑期主要是潮红毛细血管扩张；丘疹期是在潮红的基础上出现散在米粒大小丘疹或掺杂小脓疱，但无粉刺；鼻赘期为晚期，鼻尖出现结节、肥大增生，表面凹凸不平如鼻赘。一般无自觉不适症状。

　　（2）在面部常见五点分部，即鼻尖、两眉间、两颊部、下颌部、鼻唇沟等。

　　（3）多见于面部油脂分泌较多的人，常有便秘习惯。

【治疗】

阿是穴（鼻部局部络脉显露处）

处方一

　　操作：常规消毒后，用1寸毫针点刺红斑部位，如伴有毛细血管扩张，则在毛细血管上点刺出血。一次点刺10~20针，刺后轻轻挤压针孔周围，使之出血少许，然后用消毒干棉球按压针孔。每周2次。

处方二 大椎、肺俞、胃俞

操作：常规消毒后，用三棱针点刺出血，每穴3~5针，然后用闪火法拔火罐，留罐5~10分钟，起罐后用酒精棉球擦净血迹（图7-11）。每周2次，10次为1个疗程。

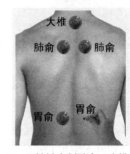

图 7-11　三棱针点刺肺俞、大椎、胃俞

鼻窦炎

【概述】

　　鼻窦炎是鼻窦黏膜的非特异性炎症，为鼻科常见多发病。所谓鼻窦是鼻腔周围面颅骨的含气空腔，左右共有4对：额窦、上颌窦、筛窦和蝶窦。因其解剖特点，各鼻窦可单独发病，也可形成多鼻窦炎或全鼻窦炎。本病一般分为急性和慢性两类，其原因很多，较复杂。急性鼻窦炎多由急性鼻炎导致；慢性鼻窦炎常因急性鼻窦炎未能彻底治愈或反复发作而形成。急性期常见持续性鼻塞，大量黏性脓涕，头部及局部疼痛，伴畏寒发热、周身不适、精神不振或烦躁、食欲不振等。慢性鼻窦炎较轻，头痛不明显，而且头痛多有沉重、压迫、闷痛等感觉。属中医学"鼻渊"范畴。

【临床表现】

　　（1）以大量黏性或脓性鼻涕，鼻塞，头痛或头昏为主要症状。

急性鼻渊伴发热及全身不适。

（2）急性鼻渊发病迅速，病程较短。若治疗不彻底，则迁延为慢性鼻渊，病程较长。

（3）鼻腔检查黏膜充血、肿胀，鼻腔或后鼻孔有较多的黏性或脓性分泌物。

【治疗】

印堂、迎香、太阳、风池

操作：印堂与太阳穴用三棱针点刺出血，使每穴出血5～10滴（图7-12，图7-13）。余穴用毫针泻法。

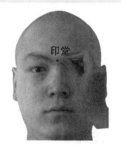 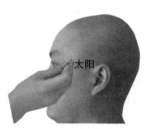

图7-12　三棱针点刺印堂穴　　　图7-13　三棱针点刺太阳穴

上迎香、印堂、上星、肺俞、胃俞

操作：印堂与上星穴常规消毒后，用三棱针点刺出血数滴即可。肺俞、胃俞常规消毒后用三棱针点刺出血，然后拔火罐约5分钟（图7-14，图7-15）。上迎香可用毫针刺透鼻腔，使从鼻腔出血1～2滴。每日或隔日1次。

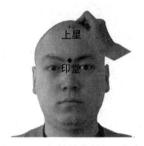

图 7-14　三棱针点刺上星印堂

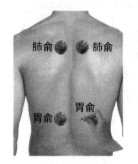

图 7-15　三棱针点刺肺俞、胃俞

急性扁桃体炎

【概述】

急性扁桃体炎是腭扁桃体的一种非特异性急性炎症，常伴有一定程度的咽黏膜及咽淋巴组织的急性炎症。常发生于儿童及青少年。属中医学"乳蛾""咽喉肿痛"范畴。

【临床表现】

（1）以咽痛、吞咽困难为主要症状，伴有发热。

（2）急乳蛾起病较急，病程较短；反复发作则转化为慢性乳蛾，病程较长。

（3）咽部检查见扁桃体充血呈鲜红或深红色，肿大、表面有脓点，严重者有小脓肿。

处方一 少商（双侧）、耳尖、耳背静脉

　　操作：取双侧少商穴，在其上下用左手拇食指向针刺处推按，使血液积聚于针刺部位，常规消毒后，以左手拇、食两指捏紧被刺部位，右手拇、食两指持三棱针针柄，中指指腹紧靠针身下端，快速点刺，用左手拇、食指挤压针孔，放血3～5滴，术毕用消毒干棉球按压止血。再用手轻轻揉搓耳廓使其充血，局部常规消毒后，用三棱针点刺耳尖处或耳背明显的静脉，使每处出血3～5滴即可（图7-16～图7-18）。每日1次，两耳交替使用。

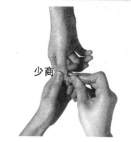
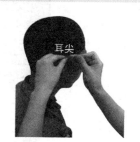
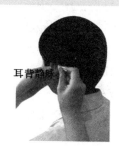

图7-16　三棱针点刺少商穴　　图7-17　三棱针点刺耳尖穴　　图7-18　三棱针点刺耳背静脉

处方二 少商、商阳、大椎、肺俞

　　操作：先从穴位四周向穴位处挤压，使局部充血。常规消毒后，用三棱针快速、准确的点刺穴位，然后挤压出血，每穴放血3～5滴，再以消毒干棉球按压止血（图7-16，图7-19，图7-20）。

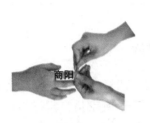
商阳

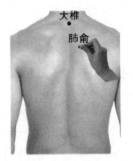
大椎
肺俞

图 7-19 三棱针点刺商阳穴　　　图 7-20 三棱针点刺大椎、肺俞

处方
三

少商、商阳；耳穴取耳尖、扁桃体

操作：常规消毒后，用三棱针刺进0.2cm，各穴均挤出血3~5滴。每日1次，连用3天（图7-16，图7-17，图7-19，图7-21）。

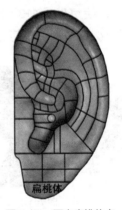

扁桃体

图 7-21 耳穴扁桃体点

口疮

【概述】

口疮是口腔黏膜受邪热蒸灼，或失于气血荣养所致，以局部出

现小溃疡，灼热疼痛为特征的口腔黏膜病。包括复发性口疮和口疮性口炎。

【临床表现】

（1）以口腔黏膜出现单个或数个直径3～5mm的溃疡，灼热疼痛为主要症状。

（2）起病较快，一般7天左右愈合，若此伏彼起，则病程延长。愈后常易复发。

（3）口腔检查见口腔黏膜溃疡较表浅，圆形或椭圆形，数量少则1～2个，多则10余个，表面有淡黄色分泌物附着，溃疡周围黏膜大多充血。

【治疗】

处方一　金津、玉液、劳宫

操作：让患者伸出舌头，选择较粗大、最明显的静脉速刺，出血为最好，如一次未成功时，须待静脉逐渐恢复，方可进行第二次（图7-22）。劳宫以1寸毫针向手背方向直刺5～8分，以针下满实、不涩不滞为度，留针30分钟。

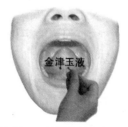

图7-22　三棱针点刺金津、玉液

处方 二 耳尖

操作：先用手轻轻揉搓使耳廓充血，局部常规消毒后，用三棱针点刺耳尖出血，再用手挤压针孔，边挤边用酒精棉球擦拭，待血色变淡时，用消毒干棉球按压针孔止血（图7-23）。每日1次。

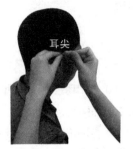

图7-23　三棱针点刺耳尖穴

牙痛

【概述】

牙痛是指牙齿因各种原因引起的疼痛。其主要临床表现为牙齿疼痛，咀嚼困难，遇冷、热、酸、甜疼痛加重或自发性剧痛，夜间尤甚，部位不定。多因平素口腔不洁或过食膏粱厚味、胃腑积热、胃火上冲，或风火邪毒侵犯、伤及牙齿，或肾阴亏损、虚火上炎、灼烁牙龈等引起。本病属于中医学"齿痛""牙宣""骨槽风"范畴。

【临床表现】

（1）以牙龈出血或龈齿间溢脓，牙齿松动，影响咀嚼为主要症状。

（2）缓慢起病，逐渐加重，严重者发展为全口牙齿松动。病程中可有急性发作的牙周脓肿，局部红肿热痛，脓液量多，伴有发热。

（3）口腔检查见牙龈红肿或萎缩，易出血，牙根宣露，牙齿松动。牙齿上附着牙垢、牙石。龈齿间有逐渐扩大的牙周袋，袋内溢脓。有口臭。

【治疗】

厉兑（患侧）

操作：常规消毒，用三棱针点刺患侧厉兑穴出血，然后用双手去挤压，直至血的颜色变淡为止，再用消毒干棉球按压止血（图7-24）。

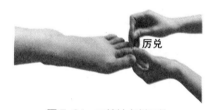

图7-24　三棱针点刺厉兑

处方二　内庭（健侧）

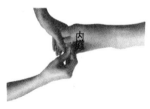

图7-25　三棱针点刺内庭穴

操作：取坐位或仰卧位，取牙痛对侧的内庭穴，常规消毒后，用三棱针点刺内庭穴，然后用双手去挤压，直至血的颜色变淡为止，再用消毒干棉球按压止血（图7-25）。每日1穴，最长3次。

操作：常规消毒后，用左手将耳尖穴之皮肤捏紧，右手拇、食、中指以执笔式持三棱针点刺1~2下，深0.5~1mm，然后术者用双手稍用力挤捏，每挤1滴血用酒精棉球擦净，反复挤压，直至血色变淡时停止，再用消毒干棉球按压针孔止血（图7-26）。每日1次，双侧耳尖穴交替使用。

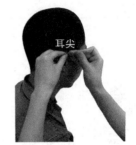

图7-26　三棱针点刺耳尖穴

刺血
疗法治百病

第八章

妇科及儿科疾病刺血疗法

痛经

【概述】

痛经，系指经期前后或行经期间，出现下腹部痉挛性疼痛，并有全身不适，严重影响日常生活者。分原发性和继发性两种。经过详细妇科临床检查未能发现盆腔器官有明显异常者，称原发性痛经，也称功能性痛经。继发性痛经则指生殖器官有明显病变，如子宫内膜异位症、盆腔炎、肿瘤等。

【临床表现】

（1）腹痛多发生在经前1~2天，行经第1天达高峰，可呈阵发性痉挛性或胀痛伴下坠感，严重者可放射到腰骶部、肛门、阴道、股内侧。

（2）甚至可见面色苍白、出冷汗、手足发凉等晕厥之象。但无论疼痛程度如何，一般不伴腹肌紧张或反跳痛。也有少数于经血将净或经净后1~2天开始觉腹痛或腰腹痛者。

【治疗】

 处方 次髎

操作：患者取俯卧位，次髎穴区常规消毒后，用梅花针对准穴位叩刺，使用手腕之力，将针尖垂直叩打在皮肤上，并立即提起，反复进行。轻度痛经者以叩刺局部皮肤以略有潮红为度；中度痛经者以叩刺局部皮肤潮红但无渗血为度；重度痛经者以叩刺局部皮肤隐隐出血为度。叩刺后用闪火法拔罐，每次留罐5~10分钟（图8-1）。于每次月经来潮前3~5天开始治疗，每日1次，至开始行经为止，每个月经周期为1个疗程，以3个疗程为限。

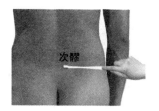

图8-1 梅花针叩刺次髎穴

 处方二　次髎、关元

操作：常规消毒后，用三棱针挑刺次髎穴后拔火罐5～10分钟，令其出血2～5ml（图8-2）。关元穴用毫针向下斜刺1.5～2寸，使针感达少腹及阴部为宜。实证用毫针泻法，虚证用补法，留针20分次髎之间的局部区域钟。于每次月经来潮前3～5天开始治疗，每日1次，至开始行经为止，每个月经周期为1个疗程，以3个疗程为限。

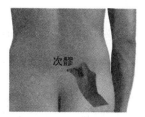

图8-2　三棱针点刺次髎穴

处方三　膀胱俞与次髎之间的局部区域

操作：局部皮肤常规消毒，用梅花针以腕力叩打双侧腰骶部膀胱俞与次髎之间，以隐隐出血，量逐渐增多至布满局部皮肤为度，然后用闪火法拔火罐，留罐5～10分钟（图8-3）。于每次月经来潮前3～5天开始治疗，每日1次，至开始行经为止，每个月经周期为1个疗程，以3个疗程为限。

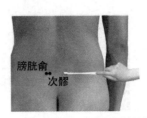

图 8-3　叩打膀胱俞与次髎之间的局部区域

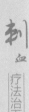

月经不调

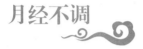

【概述】

　　月经不调是指月经的周期、经期、经量、经色、经质发生异常以及伴随月经周期出现明显不适症状的疾病，包括月经先期、月经后期、月经先后不定期、月经过少、经期延长、月经过多等。其发生与脏腑功能失调、气血不和导致冲任二脉的损伤密切相关。

【临床表现】

　　（1）月经先期：月经提前来潮，周期不足21天，且连续出现两个月经周期以上，经期基本正常，可伴有月经过多。

　　（2）月经后期：月经周期延后7天以上，甚至3~5个月一行，可伴有经量及经期的异常，连续出现2个月经周期以上。

　　（3）月经先后不定期：月经不按周期来潮，提前或错后7天以上，并连续出现3个周期以上，一般经期正常、经量不多。

　　（4）经期延长：行经时间超过7天以上，甚至淋漓半月始净，月经周期基本正常，或伴有经量增多，慢性盆腔炎患者可伴有下腹痛，腰骶坠痛或白带增多。

（5）月经过多：月经量明显增多，但在一定时间内能自然停止。月经周期、经期一般正常，也可伴见月经提前或推后，唯周期有一定规律，或行经时间延长。病程长者，可有血虚之象。或伴有痛经、不孕、癥瘕等病症。

（6）月经过少：经量明显减少，甚或点滴即净，月经周期可正常，也可伴周期异常，常与月经后期并见。

【治疗】

处方一　八髎穴

　　操作：常规消毒后用三棱针点刺出血或挑破皮肤局部出血（图8-4）。每日只取1个穴位，以上8穴交替使用，隔2～3日1次，5次为1个疗程，每疗程之间间隔为5天，经期暂停。

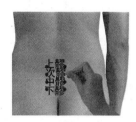

图8-4　三棱针点刺八髎穴

处方二　脊柱两侧、关元、子宫、血海、三阴交、太冲

　　操作：常规消毒，用梅花针轻度叩刺脊柱两侧背俞穴，以微微渗血为度，再用闪火法拔罐5～10分钟（图8-5）。余穴用毫针针刺30分钟，采用平补平泻法。

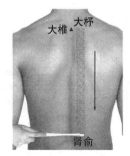

图8-5　梅花针叩打脊柱两侧

崩漏

【概述】

崩漏指妇女非周期性子宫出血，一般以来势急，出血量多者为"崩"；出血量少，淋漓不净者为"漏"。见于多种妇科疾病，如功能性子宫出血、女性生殖器炎症、肿瘤、产后出血等。

【临床表现】

（1）多见于青春期、更年期妇女。
（2）月经周期紊乱，或提前或错后。
（3）经血量多暴下如注，或量少淋漓不尽，或两者交替而坐。

【治疗】

处方　隐白、大敦、三阴交、血海

操作：常规消毒后，用三棱针点刺以上各穴出血，不出血者加压挤出数滴（图8-6～图8-9）。或者用毫针平补平泻隐白、大敦，然后施以灸法。

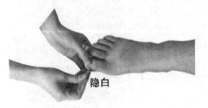

图 8-6　三棱针点刺隐白穴

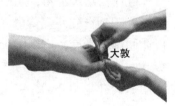

图 8-7　三棱针点刺大敦穴

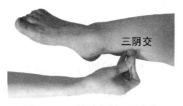

三阴交

图 8-8　三棱针点刺三阴交穴

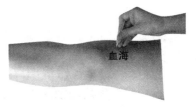

血海

图 8-9　三棱针点刺血海穴

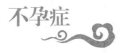

不孕症

【概述】

本病是指女子结婚后夫妇同居二年以上，配偶生殖功能正常，未避孕而不受孕者，称"原发性不孕"。如曾生育或流产后，无避孕而又两年以上不再受孕者，称"继发性不孕"。不孕与肾的关系密切，并与天癸、冲任、子宫的功能失调，或脏腑气血不和，影响胞脉功能等有关。临床常见的有肾虚、肝郁、痰湿、血瘀等。西医学认为本病主要是由卵巢内分泌及卵子生成障碍，生殖道畸形等造成阻碍精子、卵子结合或妨碍孕卵着床等原因而致。

【临床表现】

育龄妇女结婚1年以上，夫妇同居，规律性生活，配偶生殖功能正常，未采取避孕措施而未能受孕者，为原发不孕。曾有孕产史，继又间隔1年以上，不避孕而未怀孕者，称为继发不孕。

主穴为曲泽、腰俞，辅以阳陵泉、委阳

操作：常规消毒，用三棱针点刺放血，若出血量少配合拔火罐5～10分钟（图8-10～图8-13）。

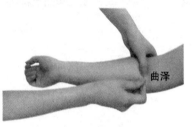

图8-10　三棱针点刺曲泽穴

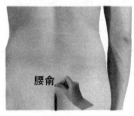

图8-11　三棱针点刺腰俞穴

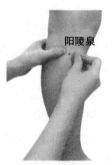

图8-12　三棱针点刺阳陵泉穴

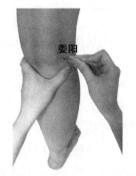

图8-13　三棱针点刺委阳穴

腰俞、委中、三阴交、阴陵泉

操作：常规消毒，用三棱针点刺放血数滴（图8-11，图8-14～图8-16）。每周1次。

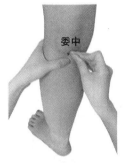

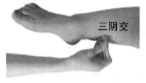

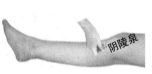

图 8-14　三棱针点刺委中穴　图 8-15　三棱针点刺三阴交穴　图 8-16　三棱针点刺阴陵泉

【概述】

　　产后乳汁分泌少，不能满足婴儿需要者称为"乳少"。病因分为虚实两类。虚者多因素体脾胃虚弱，生化之源不足，又因分娩失血过多，气血耗损，不能化为乳汁，从而影响乳汁的生成。实者多因产后情志抑郁，肝失条达，气机不畅，以致经脉涩滞，阻碍乳汁运行，因而乳汁缺少，甚至不下。

【临床表现】

　　产妇在哺乳期中，乳汁甚少，不足以喂养婴儿，或全无乳汁。亦有原本泌乳正常，情志过度刺激后突然缺乳者。

处方 少泽（双侧）

操作：取双侧少泽穴，在其上下用左手拇食指向针刺处推按，使血液积聚于针刺部位，常规消毒后，左手夹紧少泽穴处，右手持消毒三棱针刺入1~2分深，迅速退出，并不断用左手拇食、指挤压小指，使出血5~10滴，然后用消毒干棉球按压针孔止血（图8-17）。

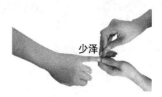

少泽

图8-17　三棱针点刺少泽穴

乳腺增生

【概述】

乳腺增生病又称"乳腺小叶增生病""乳腺纤维囊性病""乳房囊性增生病"等，是乳房的乳腺部分增生性疾病。本病既非炎症，亦非肿瘤，而是由于情志抑郁、内分泌功能紊乱致使乳腺结构异常的一种妇女常见病。多见于35~50岁的女性，特别多见于高龄未婚、未生育、未哺乳及精神抑郁、性功能障碍的妇女。属中医学"乳癖"范畴。

【临床表现】

乳房疼痛和肿块为本病主要的临床表现。

（1）乳房疼痛：常为胀痛或刺痛，可累及一侧或两侧乳房，以一侧偏重多见，疼痛严重者不可触碰，甚至影响日常生活及工作。疼痛以乳房肿块处为主，亦可向患侧腋窝、胸胁或肩背部放射；有些则表现为乳头疼痛或痒。乳房疼痛常于月经前数天出现或加重，行经后疼痛明显减轻或消失；疼痛亦可随情绪变化而波动。这种与月经周期及情绪变化有关的疼痛是乳腺增生病临床表现的主要特点。

（2）乳房肿块：肿块可发生于单侧或双侧乳房内，单个或多个，好发于乳房外上象限，亦可见于其他象限。肿块形状有片块状、结节状、条索状、颗粒状等，其中以片块状为多见。肿块边界不明显，质地中等或稍硬韧，活动好，与周围组织无粘连，常有触痛。肿块大小不一，小者如粟粒般大，大者可逾3~4cm。乳房肿块也有随月经周期而变化的特点，月经前肿块增大变硬，月经来潮后肿块缩小变软。

（3）乳头溢液：少数患者可出现乳头溢液，为自发溢液，草黄色或棕色浆液性溢液。

（4）月经失调：本病患者可兼见月经前后不定期，量少或色淡，可伴痛经。

（5）情志改变：患者常感情志不畅或心烦易怒，每遇生气、精神紧张或劳累后加重。

【治疗】

处方一 膀胱经、阿是穴（反应点）

操作：患者俯卧位，在背部寻找反应点，如敏感点、条索状结节、红色或褐色瘀点。常规消毒后，用梅花针在胸3至胸10脊柱两侧沿膀胱经、华佗夹脊穴叩刺，再重点叩刺反应点至皮肤潮红微渗血，再用闪火法拔火罐，留罐5～10分钟（图8-18）。隔日治疗1次，5次为1个疗程。

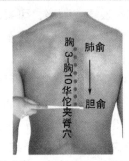

图8-18　梅花针叩刺胸3至胸10膀胱经和夹脊穴

阿是穴

操作：患者俯卧位，在背部寻找反应点，如敏感点、条索状结节、红色或褐色瘀点。反应点确定后，皮肤常规消毒，用三棱针挑破该点皮肤，继续挑割皮下组织，可见到白色纤维物，一次数根，至挑尽为止，注意不可挑刺过深，一般0.2～0.3cm。挑完后用双手拇指和食指挤压出血或加拔火罐排出瘀血。完毕后，用酒精棉球擦净血迹，在针孔处贴上创可贴即可。每周治疗1次，5次为1个疗程。

肝俞、膏肓俞

操作：常规消毒，选用中号三棱针点刺以上穴位0.1～0.2寸，接着用中号玻璃罐在点刺部位用闪火法拔罐，留罐5～10分钟，待瘀血凝结成块后起罐（图8-19）。适用于肝郁痰凝型。每日治疗1次，10次为1个疗程。

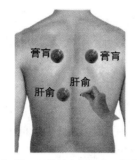

图 8-19 三棱针点刺肝俞、膏肓俞

小儿腹泻

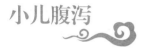

【概述】

　　小儿腹泻是婴儿时期的一种急性胃肠道功能紊乱，多见于夏秋季节，以大便次数增多，质地稀薄为主症。本病最易耗伤气液，如不及时治疗或治疗不当，可以转成慢惊或气脱液竭，易致死亡。年龄愈小，发病率愈高，也愈易恶化。中医学认为，小儿脏腑娇嫩，由于感受风、寒、暑、湿等邪，脾胃运化失常，清浊不分而引起。

【临床表现】

1. 轻型

　　起病可急可缓，以胃肠道症状为主。食欲不振，偶有溢乳或呕吐，大便次数增多及性状改变。无脱水及全身中毒症状，多在数日内痊愈，常由饮食因素及肠道外感染引起。

2. 重型

常急性起病，也可由轻型逐渐加重、转变而来，除有较重的胃肠道症状外，还有较明显的脱水、电解质紊乱和全身中毒症状（发热、烦躁、精神萎靡、嗜睡甚至昏迷、休克）。多由肠道内感染引起。

（1）胃肠道症状食欲低下，常有呕吐，严重者可吐出咖啡样液体。腹泻频繁，大便每日10次至数十次，大便呈黄色水样或蛋花样，含有少量黏液，少数患儿也可有少量血便。

（2）水、电解质及酸碱平衡紊乱。

脱水：由于吐、泻及食入量减少而引起脱水。

代谢性酸中毒：脱水时常引起酸中毒。

低血钾：血清钾低于每升3.5毫摩尔时为低血钾。

低血钙、低血镁：一般腹泻患儿低钙、低镁不严重临床多不出现症状。可出现在原有佝偻病、营养不良患儿或腹泻较久的患儿。

【治疗】

处方一 四缝

操作：每次取2个穴。常规消毒后，用小三棱针轻而快地点刺出血，每穴挤出黄白色黏液或血液3~5滴（图8-20）。

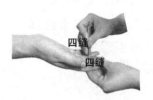

图8-20　三棱针点刺四缝穴

四缝（双）、足三里（双）

处方二 操作：常规消毒后，四缝穴用三棱针点刺挤出黄色黏液；足三里用毫针施以补法。

处方三

主穴：中脘、天枢、关元、足三里、上巨虚、阴陵泉；配穴：曲池、内关。诸穴除中脘、关元外，均取双侧。

操作：常规消毒后，用梅花针在穴位上轻叩，至穴位皮肤潮红为度。无发热、恶心呕吐者，只取主穴；伴发热者加叩曲池，伴恶心呕吐者加叩内关（图8-21～图8-25）。每日1次，5次为1个疗程。

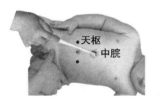

图 8-21　梅花针叩刺中脘、天枢穴

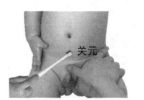

图 8-22　梅花针叩刺关元穴

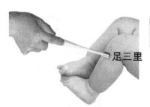

图 8-23　梅花针叩刺足三里

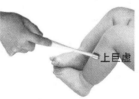

图 8-24　梅花针叩刺上巨虚

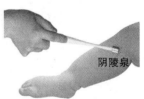

图 8-25　梅花针叩刺阴陵泉

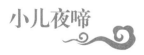
小儿夜啼

【概述】

本病是指婴儿每夜啼哭，甚至通宵不已，而白天如正常小儿。属中医学"夜啼"范畴。西医学认为，小儿神经系统发育不完全，可能因一些疾病导致神经功能调节紊乱而造成本病的发生。中医学认为小儿夜啼多由脾寒、心热、惊吓、食积等引起，临床要辨证施治。

【临床表现】

婴儿白天一般都能安静入睡，入夜则啼哭不安，时哭时止，或每夜定时啼哭，甚则通宵达旦。

【治疗】

中冲（双侧）

操作：三棱针点刺放血法。首先医者的左手拿住患儿中指，经常规消毒后，右手持细三棱针点刺，使针尖略斜向上方，刺一分许，挤出3～5滴血即可（图8-26）。一般一次治疗即有效，如效果欠佳，第2天可再针1次。在婴儿啼哭时针刺效果更佳。

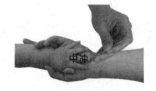
图8-26 三棱针点刺中冲穴

四缝（双侧）

操作：穴位常规消毒后，用三棱针轻而快地点刺双侧四缝穴，挤出少许清黏液及血液（图8-27）。隔日治疗1次，3次为1个疗程。

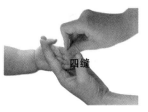

四缝

图 8-27 三棱针点刺四缝穴

小儿疳积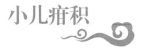

【概述】

疳积是以面黄肌瘦、毛发稀黄、食欲反常、肚腹膨大或腹凹如舟、时发潮热、精神萎靡等为特征的小儿慢性病证。本病多见5岁以下婴幼儿。疳字含义有：一是"疳者甘也"，意谓此病乃小儿恣食肥甘、损伤脾胃、积滞中焦、日久成疳；一是"疳者干也"，意谓此病气液消耗、形体羸瘦而成干枯之病。

【临床表现】

（1）营养不良的早期表现为体重不增，以后体内脂肪逐渐消失，体重减轻，久之身高也会低于正常。

（2）皮下脂肪消耗的顺序是先腹部，而后躯干、臀部、四肢，最后面颊部。因此，在营养不良早期，仅看面部而不作全身检查，不易发现消瘦。体检时一般采用测量腹部皮下脂肪层的厚度，作为判定皮下脂肪消失的程度。

（3）营养不良患儿除表现消瘦外，还有皮肤苍白、干燥、松弛和失去弹性；肌肉松弛、萎缩，肌张力一般表现为低下，运动功能发育迟缓。重者体温偏低，表现烦躁不安，继之变为呆钝，对周围环境反映淡漠。食欲低下以致消失，往往伴有呕吐和腹泻。因血清蛋白质降低可出现水肿。

【治疗】

处方　四缝

操作：取四缝穴，常规消毒，用小号三棱针点刺出血，针尖略向上方，深度为0.5～1分，以刺破挤出黄白色黏液，或稍出血为度（图8-28）。

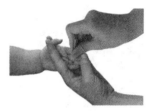

图8-28　三棱针点刺四缝穴

小儿急惊风

【概述】

惊风俗称"抽风"，是儿科疾病中常见的一个证候，表现为阵发性四肢和面部肌肉抽动，多伴有两侧眼球上翻、凝视或斜视，口吐白沫，牙关紧闭，甚至颈项强直、角弓反张、呼吸暂停、神志不清，发作时间可持续几秒钟至几分钟，一年四季均可发病，一般以1～5岁婴幼儿为多见，年龄越小，发病率越高。由于其病情往往比较凶险，变化迅速，威胁小儿生命，故有"小儿之病，最重惟惊"之说。

【临床表现】

（1）多见于3岁以下婴幼儿，5岁以上则逐渐减少。

（2）以四肢抽搐，颈项强直，角弓反张，神志昏迷为主要临床表现。

（3）有接触急性传染病、疫疠时邪，或暴受惊恐病史。

（4）有明显的原发疾病，如感冒、肺炎咳嗽、疫毒痢、流行性腮腺炎、流行性乙型脑炎等。中枢神经系统感染者，神经系统检查病理反射阳性。

【治疗】

 十宣

操作：医者用左手食指固定于患儿指甲后，拇指自第二指骨稍用力反复上下推按，使瘀血积聚于十宣穴，常规消毒后，右手持三棱针，拇、食指捏住三棱针柄，中指指端紧靠针身下端，对准十宣穴迅速刺入即出针，并轻轻挤压针孔周围，使之出血数滴，然后用消毒干棉球按压针孔止血（图8-29）。针刺一般选择1～2穴即可，主要取患儿中指、食指，一般一日内不重复针刺同一手指。

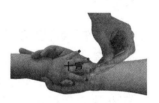

图8-29　三棱针点刺十宣穴

 人中

操作：常规消毒后，用小号三棱针点刺人中穴出血，不出血者加压挤血2～3滴。

处方三 耳背显露的静脉血管

操作：消毒后，用三棱针刺破血管，出血数滴即可（图8-30）。

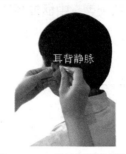

耳背静脉

图 8-30　三棱针点刺耳背静脉

处方四 四缝

操作：取四缝穴，常规消毒，用小号三棱针点刺出血，针尖略向上方，深度为0.5～1分，以刺破挤出黄白色黏液，或稍出血为度（图8-31）。

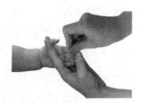

图 8-31　三棱针点刺四缝穴

百日咳

【概述】

本病是儿童常见的一种呼吸道传染病，由百日咳嗜血杆菌引起喉、气管和支气管的卡他性炎症，以阵发性痉挛性咳嗽和咳嗽终止时出现鸡鸣样吸气吼声为特征。本病可持续数周至3个月左右，故称"百日咳"。中医学中称"顿咳""鹭鹚咳"等。本病一年四季均可发生，尤以冬春为多，以5岁以下小儿最为常见。属中医学"顿咳"范畴。

【临床表现】

本病潜伏期3～21天，大多7～14天。典型患者整个病程不发热或仅有低热，全病程6～8周，可分为三期。

1. 初咳期

自发病起至出现痉咳止一般1～2周。症状类似感冒，可有发热、咳嗽、流涕及喷嚏等。2～3天后热退，鼻塞、流涕渐消失，但咳嗽日渐加重，逐渐发展为阵发性痉挛性咳嗽。

2. 痉咳期

自痉咳开始至痉咳停止，持续2～4周或更久，以阵发性、痉挛性咳嗽为特征。每次咳嗽十数声或数十声不止，咳嗽末有鸡鸣样吸气性回声。如此反复，并常咳出黏稠痰液或将胃内容物吐出后咳嗽方才暂缓。痉咳时，患儿可见两眼圆睁，面赤腰曲，牵引两胁，颈引舌伸，屈肘握拳，涕泪交流。痉咳久后，颜面眼泡浮肿，目睛出血，或痰中带血，舌下系带因舌体外伸反复摩擦而发生溃疡。痉咳日轻夜重，常因进食、气味刺激、尘埃烟雾刺激、情绪波动及气温骤变等因素而诱发。新生儿及小婴儿则常发生呛咳憋气，唇面青紫，二便失禁，甚则惊厥抽搐，但不出现典型痉咳症状。

3. 恢复期

痉咳渐减至咳嗽停止一般2～3周。阵咳发作次数减少，咳嗽减轻，逐渐痊愈。有些病例在恢复期或病愈后，因烟熏、冷空气等刺激或感冒时，又可引起痉咳。

【治疗】

处方一 肺俞

操作：常规消毒后，用三棱针点刺出血，并挤出少许澄明黄色液体或血液，再用消毒干棉球拭去即可（图8-32）。1次未效者，次日继针1次。

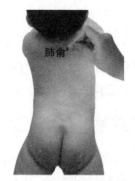
图8-32　三棱针点刺肺俞

处方二 八邪

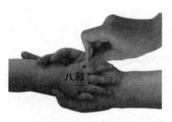
图8-33　三棱针点刺八邪

操作：常规消毒后，用三棱针点刺八邪穴出血，并挤出少量黏液或血液（图8-33）。每日1次，双手交替使用。病程短，症状轻者针刺2～3次痊愈，病程长、症状重者5～7次痊愈。

商阳、少商、身柱

操作：用三棱针（婴幼儿用5分毫针）点刺商阳、少商和身柱穴，前两穴双手交替治疗，身柱穴于点刺后拔火罐1分钟（图8-34～图8-36）。每日治疗1次，经4～15日治疗后可痊愈。

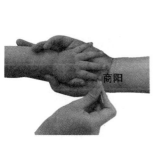
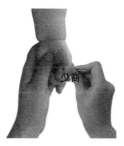
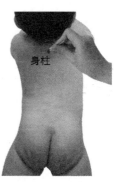

图 8-34　三棱针点刺商阳穴　　图 8-35　三棱针点刺少商穴　　图 8-36　身柱刺络拔罐